THORSTEN TSCHIRNER

MIT 50 FITTER ALS MIT 30

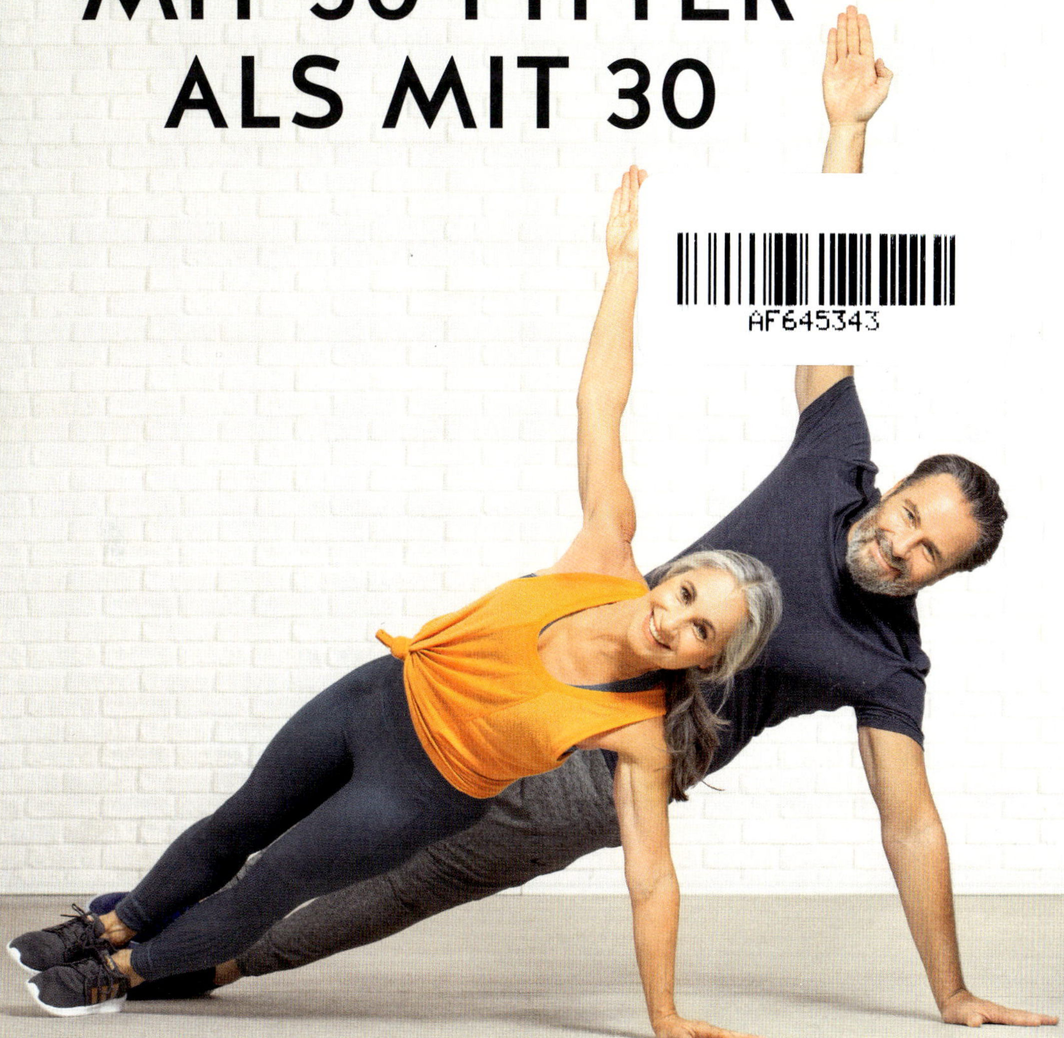

TEXT: THORSTEN TSCHIRNER | BILDPRODUKTION: GU

THEORIE

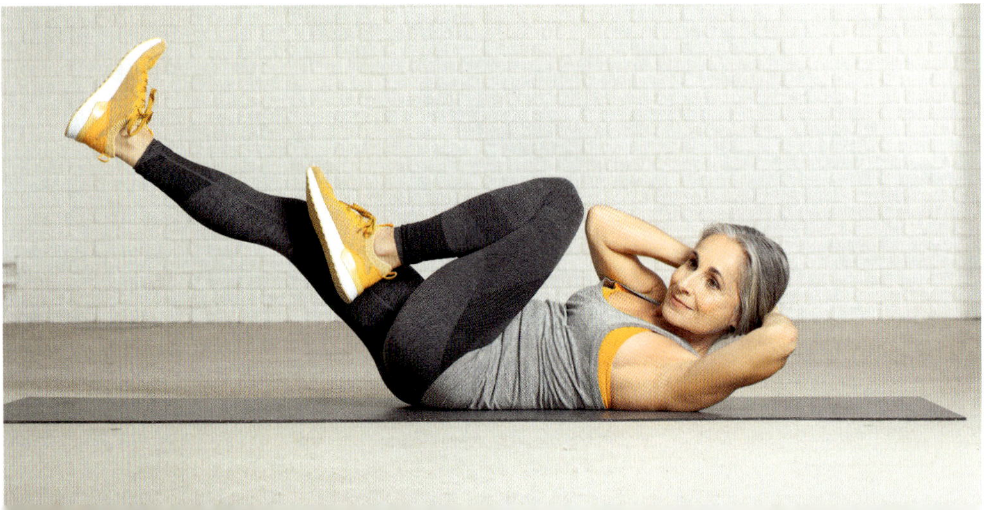

PRAXIS

SERVICE

»Tatsächlich können wir mit fünfzig (mindestens) so fit sein wie mit dreißig und mit achtzig so leistungsfähig wie mit fünfzig, wenn wir rechtzeitig die Basis dafür legen. Denn täglich produziert unser Körper die beste Anti-Aging-Medizin – und zwar immer genau dann, wenn wir uns sportlich betätigen.«

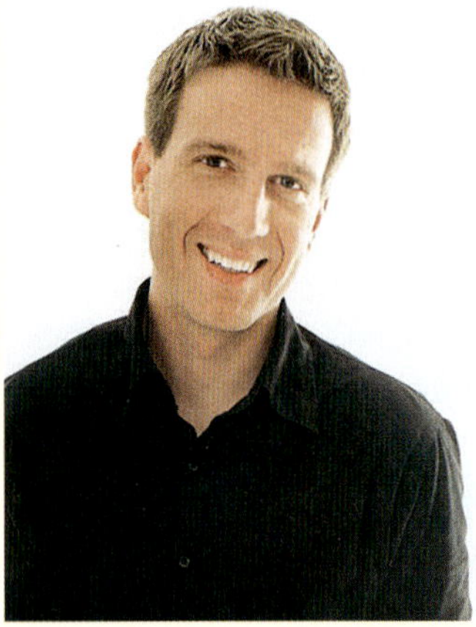

Thorsten Tschirner

Er ist einer der erfolgreichsten Gesundheits- und Fitnessautoren im deutschsprachigen Raum. Er hat Sport und Journalistik studiert, langjährig Erfahrungen im Fitness- und Gesundheitsbereich gesammelt und im Laufe seiner Karriere alle wesentlichen Facetten dieser Themen als Experte betreut. Zunächst als Trainer, Personal Trainer, später als Manager, der Fitness- und Spa-Anlagen einer Premium Hotelgesellschaft in ganz Europa plant und deren Mitarbeiter ausbildet. Heute bringt er seine Erfahrungen als Autor, Berater und Mitglied der Geschäftsführung im Tourismus- und Gesundheitsbereich ein. Thorsten Tschirner vermittelt klar strukturierte Konzepte, die motivieren und erfolgreich umsetzbar sind.

ÄLTER WERDEN, JUNG BLEIBEN

Muskeln sind der Motor des Lebens – und das Geheimnis beinahe »ewiger Jugend«. Unser Körper möchte gefordert werden, er ist darauf ausgelegt. Studien zeigen: Je weniger wir tun, desto schneller sind wir müde. Andererseits: Je mehr Kraft- und Ausdauertraining wir betreiben, desto leistungsfähiger werden wir. Deswegen ist es möglich, mit fünfzig fitter als mit dreißig zu sein. Auch für Sie! In diesem Buch zeige ich Ihnen den Weg – mit vielen Hintergrundinformationen und effektiven Übungen.
Lassen Sie dem Altern freie Bahn, indem Sie Ihrem Körper keine Verjüngungssignale in Form eines regelmäßigen Trainings senden, wird es einen bekannten Gang nehmen: Sie bauen immer mehr Muskelmasse ab und erleben alle typischen Alterungserscheinungen. Werden Sie aber jetzt aktiv, erhalten Sie Ihren Körper fit, leistungsfähig und gesund. Und das Schönste: Körper und Geist werden zu einem eingespielten Team, das begeistert ein Leben lang zusammenarbeitet. Mit der Zeit werden Sie feststellen, wie das Training für Sie mehr bedeutet, als die biologische Uhr zu stoppen. Es verbessert auch Ihr Lebensgefühl und stärkt Ihr Selbstvertrauen.
Fitness und ein gutes Körpergefühl sind weder Luxusgüter noch Belohnungen. Sie bringen Ihr Leben in Schwung und halten das Alter auf. Auf diesem Weg gibt es allerdings keine Abkürzungen. Sie müssen bereit sein, Ihre Komfortzone zu verlassen. Also, beginnen Sie noch heute, in die Form Ihres Lebens zu kommen – und sie dann ein Leben lang zu halten.

Sie schaffen es! Wetten?

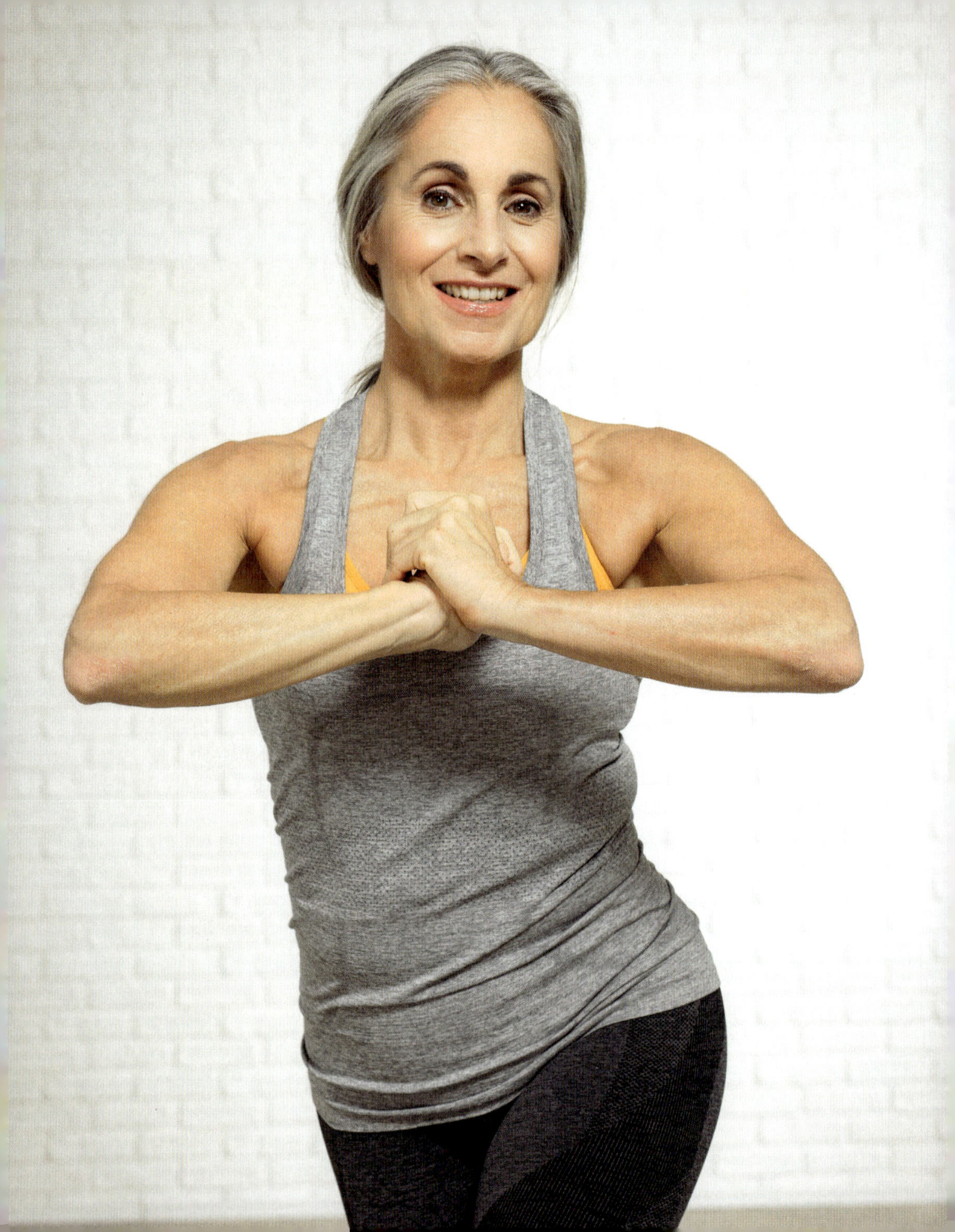

WERDEN SIE FITTER STATT ÄLTER

Jeder möchte alt werden, doch niemand will alt sein. Die gute Nachricht ist: Jeder von uns hat es selbst in der Hand, seine biologische Uhr anzuhalten und sogar zurückzudrehen. Denn das Zaubermittel, das uns und unsere Organe jung hält, steckt von Natur aus in uns.

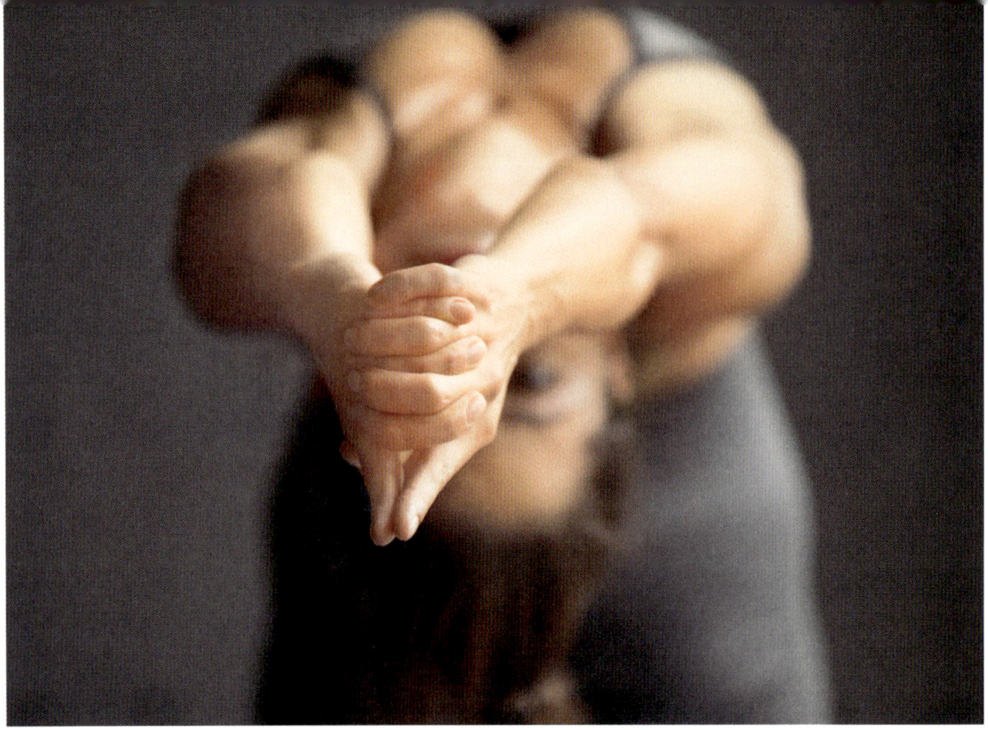

MIT MUSKELKRAFT GEGEN DAS ALTERN

Die Wissenschaft ist dem »biologischen« Alter auf der Spur. Forscher haben festgestellt, dass Gleichaltrige einen biologischen Altersunterschied von bis zu dreißig Jahren aufweisen können. Mittlerweile weiß man sogar, welches die Stellschrauben sind, mithilfe derer sich die biologische Uhr zurückdrehen lässt. Eine Studie der renommierten US-Universität Stanford belegt: Die körperliche Leistungsfähigkeit ist hinsichtlich der Lebenserwartung wichtiger als Risikofaktoren wie Bluthochdruck, Rauchen oder Diabetes. Das kann für uns nur heißen: Ran an die eigenen Kraftquellen!

Dieses Buch ist kein medizinisches Werk zur Bekämpfung von Alterserkrankungen. Es richtet sich an Menschen, die wissen möchten, warum wir altern und wieso wir diesen Prozess aber nicht hinnehmen müssen. Sie erfahren hier vor allem, was Sie tun können, um den Prozess des Verfalls zu stoppen und sogar umzukehren. Auch wenn die Fünfzig noch nicht in Ihre Nähe gekommen ist, ist jetzt der richtige Zeitpunkt für Sie und dieses Buch. Je früher Sie sich das beschriebene Wissen zunutze machen, umso mehr profitieren Sie nämlich davon. Bereit?

EWIG JUNG?!

Wer möchte nicht dem Alter trotzen und sich möglichst lange auf dem Höhepunkt seiner Kräfte fühlen? Selbstverständlich haben unsere Erbanlagen Einfluss darauf, wie alt wir werden können und auf welche Art wir altern. Wissenschaftler bestätigen jedoch einhellig, dass die Gene die Gesundheit der Zellen – und somit auch unser Lebensalter – lediglich zu 25 Prozent beeinflussen. Über den Rest entscheiden wir selbst. Und der Hebel, den wir ansetzen können, ist unsere Lebensweise. Wir können dafür sorgen, biologisch stets jünger zu sein als an Jahren – also das biologische Alter zu senken. Damit geben wir dem Leben zugleich mehr Qualität.

Was heißt biologisches Alter?

Das biologische Alter unterscheidet sich vom kalendarischen Alter dadurch, dass es den wahren Alterungszustand des Organismus angibt. Die Anzahl der Jahre auf dem Papier sagt wenig über Ihre eigentliche Vitalität und Gesundheit aus. Was wirklich zählt, ist der Zustand der Organe und das reale Leistungsniveau Ihres Körpers.

Nach dem Erreichen der optimalen Leistungsfähigkeit im Alter von zwanzig bis dreißig Jahren geht diese kontinuierlich wieder zurück. Die Muskelmasse schwindet um bis zu 2 Prozent jährlich. Leider werden zudem etwa ab dem fünfzigsten Lebensjahr Regenerationsprozesse im Körper gravierend langsamer. Gelenkknorpel und Bandscheiben schrumpfen. Das ist aber leider noch nicht alles: Zu einem Verlust an Kraft und Muskelmasse kommt ein steigender Körperfettanteil, da Menschen in dieser Lebensperiode selbst bei gleicher Aktivität und Kalorienanzahl schneller Gewicht zulegen als jüngere. Das klingt zunächst nicht unbedingt nach guten Nachrichten.

MUSKEL SCHLÄGT ALTER

Auch wenn unser Körper beginnt, erste altersbedingte Schwächen zu zeigen, müssen wir das nicht schicksalsergeben hinnehmen. Verrechnet man beispielsweise den Kraftverlust von 2 Prozent pro Jahr mit einem Kraftgewinn durch ein gezieltes Workout von 30 bis 40 Prozent, dann ergibt das eine Verjüngung von fünfzehn bis zwanzig Jahren. Und das schlägt jedes bisher bekannte Anti-Aging-Mittel um Längen!

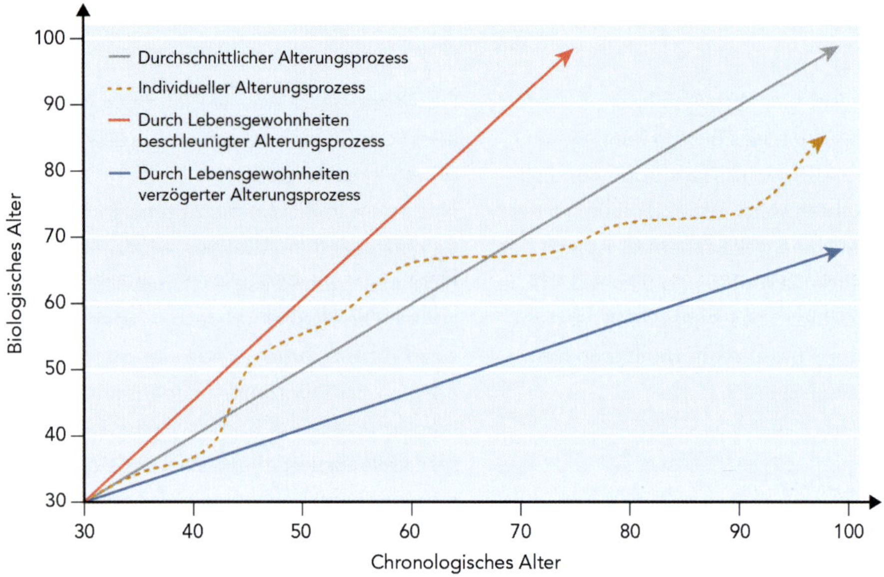

Ihr Lebensstil entscheidet: Die Zeit läuft, aber Sie müssen nicht ebenso schnell mitlaufen.

TRETEN SIE SPORTLICH AUF DIE ALTERSBREMSE

Das Beste vorweg: Jeder kann seinen inneren Jungbrunnen selbst anzapfen. Mit der richtigen Lebensweise. Ihr tatsächliches Alter ist dabei Nebensache. Anti-Age hat nicht in erster Linie mit Faltencremes zu tun, es ist vielmehr ein Lebenskonzept. Wer kontinuierlich Kraft und Ausdauer trainiert, für den ist keine Altersschwelle ein Problem und er bleibt länger jung, stark und sexy, so das Ergebnis einer neuen US-Studie. Die Forscher fanden heraus, dass intensive Kraftübungen den Alterungsprozess verlangsamen. Das Training verbessert die Zellen-Kraft gegen Krankheiten und kämpft effektiv gegen den Alterungsprozess an. Klar ist außerdem: In jedem Alter lässt sich die Leistung steigern, zum Teil sogar erheblich. Viele Abbauprozesse, die bislang einfach dem Altern zugeschrieben wurden, sind tatsächlich nur eine Folge von Bewegungsmangel und Inaktivität.

Einfach fit und gesund bleiben

Auch der moderne Mensch ist noch immer auf das Leben als Jäger und Sammler programmiert, weil sich seine genetische Ausstattung in den zehntausend Jahren seit der Steinzeit kaum verändert hat. Unsere Vorfahren vollbrachten jeden Tag athletische Höchstleistungen, wenn sie Nahrung suchten und wilden Tieren nachstellten. Nur auf eines waren sie nicht eingestellt: Bewegungsarmut. Leider sinkt aber oft die Lust, sich sportlich zu bewegen, je älter man wird. Doch ohne den Schlüsselreiz der Bewegung werden Reparatur- und Wachstumsprozesse schlicht nicht mehr aktiviert und der Körper bleibt in einem permanenten Zustand des Abbaus. Es ist dann nur eine Frage der Zeit, ehe sich das in Beschwerden äußert.

Bewegung ist die beste Medizin

Der Niedergang der Leistungsfähigkeit ist demnach keine natürliche Folge des Altwerdens, sondern auf den jahrelangen Nicht- oder Minimalgebrauch der Muskeln zurückzuführen. Bewegung ist daher das beste Mittel, um physiologisch jung zu bleiben. Selbst verkümmerte Zellen oder Organe lassen sich nicht unterkriegen, unter einer Bedingung: Sie setzen die notwendigen Bewegungsreize, auf welche die Zellen und Organe mit Erneuerungsschüben reagieren können. Denn nachweislich ist regelmäßige körperliche Aktivität die einzige Möglichkeit, den Alterungsprozess aufzuhalten.

DER MASSSTAB FÜRS ALTERN: TELOMERE

In jeder einzelnen unserer gut acht Billionen Körperzellen gibt es eine Art biologische Uhr. Die Chromosomen, in denen das Erbgut einer Zelle aufbewahrt wird, besitzen an ihren Enden so etwas wie kleine Hülsen. Man vergleicht diese sogenannten Telomere (griech. »Endstück«) gern mit den Schutzkappen, die auf den Enden der Schnürsenkel sitzen. Ähnlich wie diese Kappen die Fäden der Schnürsenkel davor schützen, sich aufzuspleißen und zu verheddern, sorgen die Telomere dafür, dass die in sich gewundenen Stränge der DNA intakt bleiben. Dies ist vor allem bei der Zellteilung wichtig.

Telomere – die Lebensuhr

Jedes Mal, wenn die Zelle sich teilt, wird ihr wertvoller genetischer Code vollständig und originalgetreu kopiert. Allerdings werden die Telomere dabei jedes Mal ein kleines bisschen kürzer und die Teilung ist daher nur so lange möglich, bis der Schutz des Erbguts durch die Telomere wegfällt. Haben die Telomere schlussendlich eine kritische Untergrenze erreicht, kann die Zelle sich nicht mehr erneuern und stirbt ab.

Immer mehr Forscher sehen in der Verkürzung der Telomere den wichtigsten Faktor im Alterungsprozess überhaupt. Denn diese Verkürzung ist nicht die Folge, sondern die Ursache des Alterns. Die Telomerlänge gilt als Gradmesser für das Alter einer Zelle, für ihre

IMMER KÜRZER

Die Telomere verkürzen sich typischerweise folgendermaßen: Ein Neugeborenes hat 10 000 Basenpaare, die ein Telomer bilden. Mit fünfunddreißig sind es noch 7 500 und mit fünfundsechzig noch 4 800.

Funktionstüchtigkeit und Gesundheit und damit auch für das biologische Alter.
Die Länge der Telomere ist darüber hinaus verknüpft mit Ihrer Gesundheit. Je kürzer die Telomere, desto häufiger tauchen Herzinfarkt, Diabetes, Demenz, Schlaganfall und Co auf. Der schleichende, kaum spürbare Funktionsverlust der Zellen schwächt uns unmerklich so weit, bis er sich schließlich in altersbedingten Krankheiten manifestiert.

Verjüngen ist möglich!

Hier kommt die gute Nachricht: Das Ganze ist keine Einbahnstraße. Eine außerordentliche Entdeckung der Wissenschaft besagt, dass sich die Telomere auch verlängern können – und folglich ist das Altern ein dynamischer Prozess, der beschleunigt oder verlangsamt und zum Teil sogar rückgängig gemacht werden kann. Mit anderen Worten: Wir können uns verjüngen! Altern ist nicht, wie lange Zeit geglaubt, eine unaufhaltsame Entwicklung hin zu Gebrechlichkeit. Wir werden alle älter, aber wie wir altern, hängt in hohem Maße von unserer zellulären Gesundheit ab. So kann unsere Lebensweise die Telomere auffordern, den Prozess der Zellalterung zu beschleunigen. Aber sie kann eben auch das Gegenteil tun.
Doch wie kann man die Telomere möglichst lange erhalten oder wieder verlängern? Ernährung, psychische Belastung und eben

Die Telomere schützen die DNA. Im Alter werden sie kürzer – und das können wir verlangsamen oder sogar umkehren.

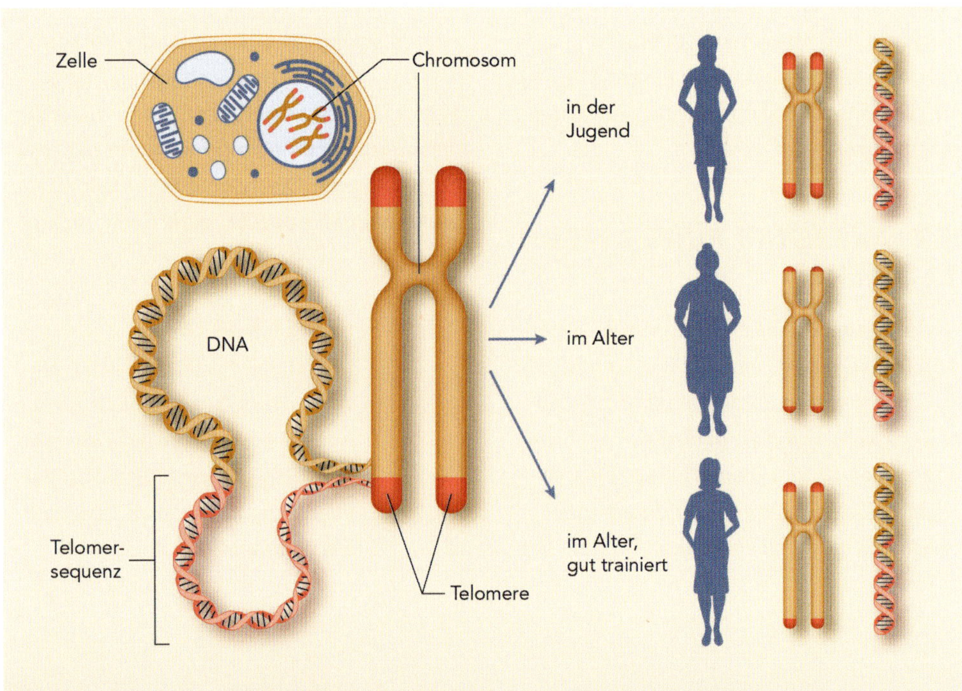

sportliche Aktivität – diese Faktoren beeinflussen offenbar unsere Telomere und können vorzeitiger (Zell-)Alterung vorbeugen.

Trainieren Sie Ihre Telomere

Bewegung ist eines der erfolgreichsten Mittel, das Zellalter herunterzuschrauben. Das zeigt eine sportmedizinische Untersuchung, in der die Chromosomenenden, die Telomere, der Teilnehmer dank eines regelmäßigen Trainings über einen längeren Zeitraum nicht nur nicht kürzer wurden, sondern sogar wuchsen – um 6 Prozent! Die Wissenschaft erklärt sich den nachhaltigen Anti-Aging-Effekt des Trainings mit seiner entzündungshemmenden Wirkung. Für sie liegt es nahe, dass körperliche Aktivität den oxidativen Stress in den Zellen abbaut und sich so regenerativ auf die Telomerlänge auswirkt.
Verinnerlichen Sie einmal diesen Zusammenhang zwischen einer aktiven Lebensweise und Ihren Telomeren. Sie können jetzt sofort beginnen, Ihre Telomere und Ihre Zellen zu regenerieren – durch Muskeltraining und Ausdauersport. Das biologische Alter lässt sich bereits durch eine vergleichsweise minimale Umstellung des Lebensstils verbessern. Durch gezielte Verhaltensänderungen erhöhen Sie die Wahrscheinlichkeit, nicht nur ein längeres, sondern auch ein gesünderes Leben zu führen. Wenn das kein Grund ist, gleich motiviert durchzustarten.

ACHTUNG! OXIDATIVER STRESS

Als eine Hauptursache für körperliches Altern nennen Forscher den sogenannten oxidativen Stress in den menschlichen Zellen. Was bedeutet das genau?
Da jede Zelle selbst für ihr Überleben sorgt, braucht sie im Inneren Kraftwerke. Diese winzigen Chemiefabriken, die Mitochondrien, produzieren durch biochemische Reaktionen Energie. Dabei werden als Nebenprodukt freie Radikale gebildet: zellzerstörende Sauerstoffmoleküle. Es sind die gefährlichsten Altersbeschleuniger, da sie die Körperzellen schädigen. Geschädigte Zellen verursachen dann chronische Entzündungen und diese führen zu einer Verkürzung der Telomere.
Normalerweise besitzt der Körper ausgefeilte Schutzmechanismen, um die wild gewordenen Moleküle einzufangen. Doch je mehr diese körpereigenen Schutzsysteme mit dem Älterwerden aus der Balance geraten, desto umfangreicher sind die entstehenden Zellschäden.
Eine der wichtigsten Möglichkeiten, dieser Zellalterung und damit dem Altern überhaupt vorzubeugen, ist es, den Körper dabei zu unterstützen, diese freien Radikale abzufangen. Das funktioniert über effektive Enzymsysteme, die der Körper selbst herstellen muss. Wieder gilt: Um optimal zu funktionieren, braucht er vor allem ausreichend Bewegung und eine ausgewogene Ernährung.

IHRE MUSKELN SIND EINE KÖRPEREIGENE APOTHEKE

Wird Ihr Körper regelmäßig gefordert, setzen die Muskeln zahlreiche heilsame Botenstoffe frei. Bei Muskeltätigkeit werden hormonähnliche Substanzen ausgeschüttet: als natürliche Gegenspieler der freien Radikale. Stellen Sie sich vor, wie jedes Aufstehen über zweihundert Muskeln aktiviert. Die daraus resultierende intramuskuläre chemische Aktivität ist absolut verblüffend.
Die dänische Forscherin Bente Pedersen hat 2007 ein Geheimnis dieser Botenstoffe der Muskeln entschlüsselt. Sie hat herausgefunden, dass die Skelettmuskeln nicht nur für unsere Bewegungen zuständig sind, sondern das größte und damit das wichtigste Stoffwechselorgan darstellen. Fast vierhundert verschiedene Substanzen produziert der Muskel, die zahlreiche Fähigkeiten haben. Sie verteilen sich vom Muskel aus übers Blut im gesamten Organismus. Diese Botenstoffe, die Pedersen Myokine nannte, hemmen Entzündungen, schützen somit unsere Zellen und lassen die Muskeln wachsen. Erst von rund einem Dutzend Myokine ist die Wirkungsweise genau bekannt. Sie verbrennen sogar genau das Fett, das an den falschen Stellen sitzt. Sie beeinflussen außerdem die Gefäße und die Leber und halten sie gesund. Sie lassen Wunden schneller heilen, fördern die Gehirnfunktionen und schützen vor Demenz. Muskeln sind also unschätzbar wertvoll für uns und unsere Möglichkeiten, ein gesundes und kraftvolles Leben zu führen.

LOGISCH!

Obwohl all die biologischen Prozesse noch nicht abschließend erforscht sind, kommt man zu der logischen Erkenntnis: Damit die Mobilmacher ihre positive Wirkung entfalten können, müssen sie nicht nur in Bewegung gebracht werden – idealerweise sollten sie auch an Masse zunehmen. Je mehr Muskulatur wir haben, desto mehr heilsame Signalstoffe durchströmen unseren Körper.

Die Heilkraft der Bewegung

Menschen, die körperlich aktiv sind, verbringen weniger Zeit in dem toxischen Zustand, der oxidativer Stress genannt wird. Unsere Muskulatur wirkt nämlich wie eine körpereigene Apotheke und kann enorme Selbstheilungsprozesse aktivieren, sobald wir uns intensiv bewegen. Taiwanesische Forscher haben in einer Langzeitstudie über acht Jahre die lebensverlängernden Effekte von sportlicher Aktivität ausgewertet. Im Vergleich zu weitgehend inaktiven Personen zeigten die Menschen mit einer Viertelstunde körperlicher Aktivität pro Tag ein signifikant reduziertes Sterberisiko von 14 Prozent. Und jede Minute zusätzlich reduziert das Mortalitätsrisiko weiter. Pro fünfzehn Minuten wieder bis zu 4 Prozent.

Muskeltraining macht jung

Lange Zeit galt allein das Ausdauertraining als Garant für Fitness und Gesundheit, weil es unter anderem Herz, Kreislauf und Lunge stärkt. Und natürlich ist es noch immer die Basis, die Sie nicht vernachlässigen sollten (am Ende dieses Buches finden Sie daher auch ein Ausdauerprogramm).

Inzwischen haben Forscher wie beschrieben auch starke Muskeln als Quelle körperlicher Gesundheit ausgemacht. In uns stecken über sechshundertfünfzig Muskeln und je genauer sie erforscht werden, desto mehr staunen wir über die Erkenntnisse. Dem Muskelaufbau kommt eine enorme Bedeutung zu, wenn es darum geht, die Zellalterung zu verlangsamen. Im Rahmen einer Untersuchung der Deutschen Sporthochschule in Köln gaben Testpersonen vor dem Training Blut ab, trainierten dann erst eine halbe Stunde ihre Ausdauer mit Laufen und Fahrradfahren und machten danach ein klassisches Krafttraining. Anschließend wurde noch einmal Blut entnommen. Die Analysen ergaben, dass sich im Blut nach der Aktivität zwanzig Mal mehr Myokine befanden. Sport fördert also zelluläre Säuberungsprozesse, sodass die Zellen weniger Abfallprodukte anhäufen, mehr leistungsfähige Mitochondrien und weniger freie Radikale enthalten. Ideal ist eine Kombination aus Kraft- und Ausdauertraining – am besten in einem hochintensiven Intervalltraining absolviert, so wie Sie es in diesem Buch kennenlernen werden. Damit geht es unseren Zellen gut – und das strahlt auf den gesamten Körper ab.

WIR WERDEN IMMER JÜNGER!

Bestleistungen sind keine Frage des Alters: Über Sechzigjährige erreichen heute Sprint- und Marathonzeiten, die bei den Olympischen Spielen früher die Goldmedaille gebracht hätten. Wir wissen heute so viel mehr über optimale Trainingsformen und andere Parameter, dass wir tatsächlich immer länger jung und fit bleiben können. Wenn wir dieses Wissen nutzen! Hier sehen Sie einige Höchstleistungen heutiger Seniorensportler:

Distanz	Zeiten der Olympiasieger von 1896	Heutige Seniorenbestzeiten und das jeweilige Alter
100 Meter	12,0 Sekunden	11,7 Sekunden (61 Jahre)
200 Meter	22,2 Sekunden	22,1 Sekunden (46 Jahre)
400 Meter	54,2 Sekunden	53,9 Sekunden (63 Jahre)
800 Meter	2:11,0 Minuten:Sekunden	2:10,4 Min.:Sek. (60 Jahre)
1 500 Meter	4:33,2 Minuten:Sekunden	4:27,7 Min.:Sek. (60 Jahre)
Marathon	2:58:5 Stunden:Minuten:Sekunden	2:54:5 Std.:Min.:Sek. (73 Jahre)

FITNESS IST EIN JUNGBRUNNEN

Es gilt als Konsens unter Medizinern und Sportwissenschaftlern: Regelmäßige Bewegung ist geradezu ein Allheilmittel. Kombiniert mit einer ausgewogenen und gesunden Ernährung gilt körperliche Aktivität als die wohl effektivste Methode, die Gesundheit zu erhalten und Alterungsprozesse zu verlangsamen. Hier finden Sie die besten Argumente, warum Sie noch heute mit Ihrem Training beginnen sollten.

- Regelmäßiges Training stoppt den Schwund an Muskelmasse und in jeder Lebensphase können neue Muskeln aufgebaut werden. Die halten Sie mobil, fit, schlank und attraktiv – bis ins Alter.
- Fit zu sein senkt die Sterblichkeitsrate um mehr als 50 Prozent.
- Fitnesstraining sorgt dafür, dass Sie bis ins fortgeschrittene Alter eine hohe Lebensqualität im Alltag beibehalten können. Egal, ob beim Spielen mit den Kindern oder Enkeln oder beim Beachvolleyball im Urlaub – Ihr Körper benötigt Kraft. Einkaufstüten schleppen? In der Wohnung ein bisschen umräumen? Dank Ihres Trainings werden Sie für solche Dinge bald deutlich mehr Power haben.
- Keine Last mehr mit dem Kreuz. Ein trainiertes Muskelkorsett beugt vielen orthopädischen Erkrankungen vor, besonders im Bereich der Wirbelsäule.
- Das Risiko, an Diabetes zu erkranken, sinkt bei aktiven Menschen um ganze 30 Prozent.
- Ihre Muskeln beeinflussen nicht nur Ihre körperliche, sondern auch Ihre geistige Haltung. Sie sind echte Stimmungsmacher und können wie ein Antidepressivum wirken. Schließlich werden während des Workouts eine ganze Menge an Endorphinen ausgeschüttet.
- Frauen verlieren ab dem fünfunddreißigsten Lebensjahr etwa 1 Prozent ihrer Knochenmasse jährlich. Nach der Menopause entwickelt nahezu jede dritte Frau Osteoporose. Dieser Prozess wird durch ein gezieltes Krafttraining zumindest verlangsamt. Die Knochenstruktur wird durch den Muskelzug während des Trainings nämlich erhalten oder sogar neu aufgebaut. Besonders Übungen im Stehen sind hier zu empfehlen, da Ihre gesamte Haltemuskulatur den Körper gegen die Schwerkraft stabilisieren muss.
- Auch bei Männern zeigen sich mit zunehmendem Alter Abnutzungen der verschiedenen Gelenke. Durch das Training der gelenknahen Muskulatur werden die

betroffenen Bereiche jedoch spürbar entlastet und insgesamt neu stabilisiert.

- Nicht nur die Knochenmineraldichte nimmt durch das Training zu, die neu gewonnene Kraft und Koordinationsfähigkeit schützt Sie auch vor bösen Stürzen. Eine gut entwickelte Oberschenkelmuskulatur der Vorder- und Rückseite zum Beispiel bietet einen guten Schutz für das Kniegelenk.
- Selbst Experten staunen immer wieder über die positiven Effekte von Training und Bewegung: Es hält auch unsere Blutgefäße jung. So ergaben Untersuchungen, dass der Gefäßzustand von aktiven Sechzig- bis Fünfundsechzigjährigen dem von inaktiven Zwanzigjährigen gleicht. Das Risiko, an einem Herzinfarkt zu sterben, kann um mehr als die Hälfte reduziert werden, wenn man aktiv ist.
- Neue Forschungsergebnisse legen sogar nahe, dass ein korrekt ausgeführtes Krafttraining das Risiko von Herzkrankheiten oder Bluthochdruck messbar reduzieren kann. Einer der besten Wege, sich die Last vom Herzen zu nehmen, kann demnach die Steigerung der Körperkraft sein.
- Zudem wurde in Studien nachgewiesen, dass regelmäßiges Krafttraining die Hirnfunktionen verbessert und das Risiko, an Alzheimer, Depressionen oder Demenz zu erkranken, um bis zu 40 Prozent senken kann. Der Grund dafür: Das Protein BDNF, das Nervenzellen wachsen lässt, wird bei jeder Muskelkontraktion ausgeschüttet.

Ein Leben in einem fitten und agilen Körper macht einfach mehr Freude – in jedem Alter.

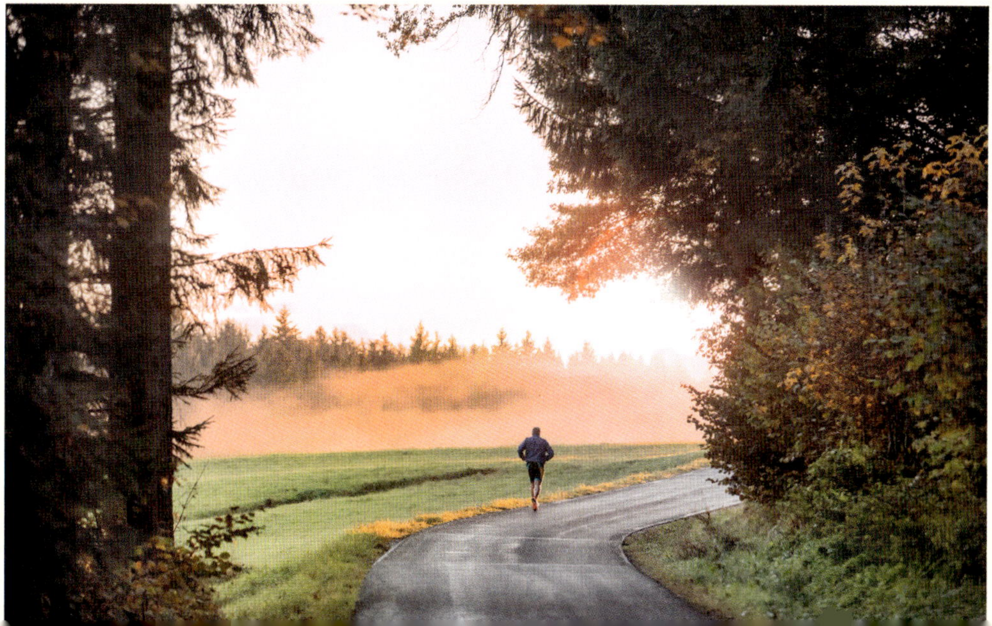

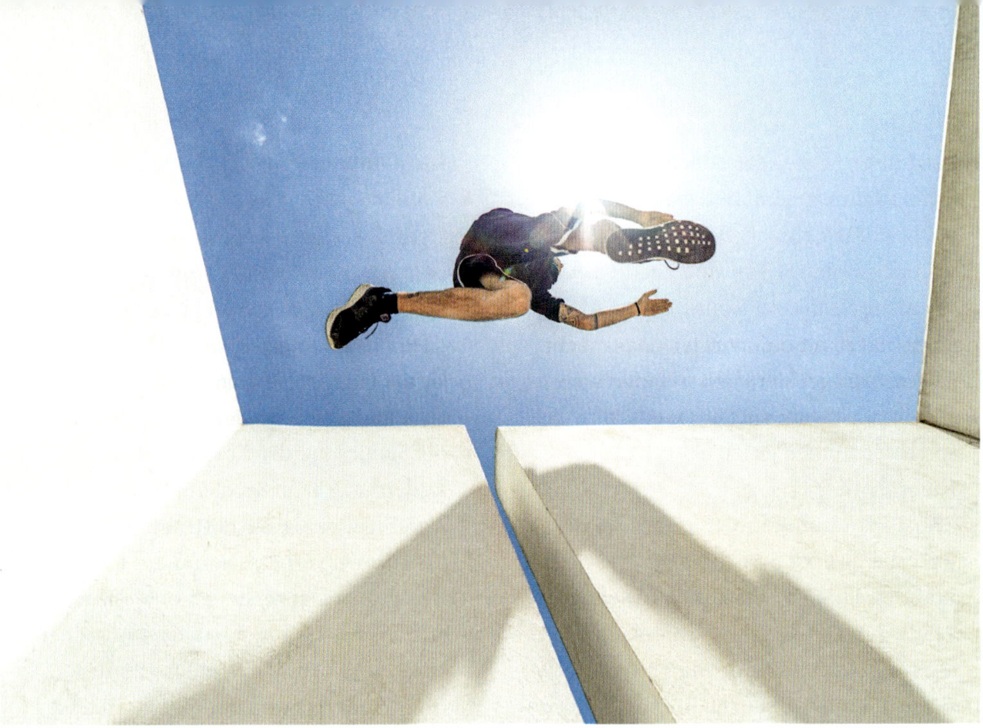

DIESES TRAINING MACHT SIE JÜNGER UND FITTER

Die bekannten und anerkannten medizinisch nachgewiesenen Effekte des Trainings sind so überzeugend, dass selbst für Sportmuffel klar sein sollte: Ohne körperliche Aktivität ist es unmöglich, sein biologisches Alter zu halten oder gar zurückzudrehen. Mit der Motivation, die Sie aus dem bisher Gesagten ziehen können, geht es nun darum, sich die optimale Art des Trainings anzuschauen. Regelmäßiges Kraft- und Ausdauertraining sind die Voraussetzung, um dem Alterungsprozess entgegenzuwirken. Dabei spielt es keine Rolle, wie hoch Ihr aktuelles Alter ist. Je nach persönlicher Leistungsfähigkeit können Ihre Muskeln im höheren Alter genauso belastet werden wie mit fünfundzwanzig. So hat eine Studie ergeben, dass Fünfundsechzigjährige durch Krafttraining innerhalb von vier Monaten wieder auf den Stand eines untrainierten Dreißigjährigen gelangen können. Die Muskulatur im Alter zu schonen, macht deshalb keinen Sinn, sofern man keine gesundheitlichen Einschränkungen hat. Ausreden wie »Ich bin doch schon zu alt dafür« oder »Das macht doch jetzt keinen Sinn mehr« haben somit ihre Gültigkeit verloren.

KRAFT FÜRS LEBEN

Die meisten Trainingsprinzipien gelten für jedes Alter. Alle physiologischen Mechanismen, die Ihr Körper besitzt, um sich Trainingsreizen positiv anzupassen, funktionieren auch in reiferen Jahren. Der Unterschied besteht lediglich darin, dass Späteinsteiger ihre Fitness längere Zeit vernachlässigt haben und es eventuell zu körperlichen Einschränkungen gekommen ist. Ihre Muskeln befinden sich in einer Art Schlummerzustand und warten nur darauf, geweckt zu werden, denn noch haben sie ihr Potenzial bei Weitem nicht ausgeschöpft. Auch im höheren Alter sollten Sie Ihre Muskeln daher nicht in Watte packen.

Das optimale Anti-Aging-Training

Niemand verlangt von Ihnen, dass Sie ab morgen einen großen Teil Ihrer Zeit im Fitnessstudio verbringen. Es ist wichtiger, beim Training ordentlich ins Schwitzen zu kommen, als besonders lange zu trainieren. Je intensiver trainiert wird, desto kürzer kann das Training ausfallen. Deswegen fokussieren wir uns hier auf HIT: Das sogenannte High-Intensity-Training stellt ein kurzes und sehr intensives Training dar, bei dem Sie Ihre Muskulatur innerhalb kürzester Zeit erschöpfen. Weiter gesteigert wird diese Trainingsvariante durch das HIIT (High-Intensity-Intervall-Training oder auf Deutsch Hochintensives Intervalltraining). Das zweite I steht für »Intervall« und damit für den Kardioanteil innerhalb des hochintensiven Trainings. Das heißt, zwischen den Übungen werden zusätzlich kleine pulstreibende Einheiten eingebaut, um den Kreislauf noch weiter zu fordern. Dabei geht es um Schnelligkeit, um Vollgas beim Training. Sie strengen sich in mehreren Intervallen kurz, aber gewaltig an.
Der Fokus liegt darauf, in rasch aufeinanderfolgenden Übungen jeweils unterschiedliche Muskelgruppen zu belasten. Anders als sonst üblich erfordert dieser Plan keine festen Wiederholungszahlen. Sie absolvieren die Übungen immer nach dem AMRAP-Prinzip: as many reps (repetitions) as possible. Das heißt, Sie geben bei jeder Übung alles und versuchen, in der vorgegebenen Zeit so viele korrekte Wiederholungen wie möglich zu schaffen. Sollten Sie einmal nicht mehr kön-

GANZ EINFACH

Optimale Trainingserfolge erzielt man durch das Hinausschieben der persönlichen Leistungsgrenzen – egal in welchem Alter!

nen, sammeln Sie sich kurz und machen dann direkt weiter, achten aber stets auf eine saubere Ausführung.

Bestform in Bestzeit

Das Workout ist in einen Sechs-Monate-Plan integriert. Ihr Ziel sollte sein, einen beständig fitteren und gesünderen Lebensstil zu finden – und für so ein Vorhaben brauchen Sie einen längeren Atem. Für das Durchbrechen von Routinen braucht man mindestens sechs Wochen. Bis die Bewegungsabläufe in Fleisch und Blut übergegangen sind, müssen sie stolze zehntausend Mal ausgeführt werden. Kilos müssen möglicherweise runter und Muskeln ziemlich sicher rauf. Daran müssen sich auch Sehnen, Bänder und Gelenke erst gewöhnen. Entsprechend baut der Plan langsam auf. Alles ist so angelegt, dass Sie Schritt für Schritt vorangehen, wobei jede einzelne Woche Ihrem Stoffwechsel einheizt und der Nachbrenneffekt über Stunden wirkt. So werden Sie fitter, athletischer und gesünder.

Jünger mit HIIT

Wissenschaftler haben sich intensiv mit der Wirkung von HIIT beschäftigt und festgestellt, dass es eine enorm effektive Trainingsvariante ist, wenn es darum geht, die Zellalterung zu stoppen. Unter anderem wird die maximale Sauerstoffaufnahme (VO2 max) verbessert. Das wiederum führt dazu, dass mit jedem Herzschlag mehr Blut durch den Körper gepumpt und die Sauerstoffzufuhr erhöht werden kann. Sind Sie gut trainiert, atmen Sie tiefer und nehmen mehr Sauerstoff auf.
HIIT zeigt eine enorme Wirkung auf zellulärer Ebene, insbesondere auf unsere Zellkraftwerke, die Mitochondrien. Sie sind entscheidend für die Energiebereitstellung und somit für

HIIT-TRAINING MACHT SCHLAU

Übungen, die viele Muskelgruppen auf einmal fordern, aktivieren nicht zuletzt auch den Stoffwechsel der Gehirnzellen. Wer seine Muskeln fordert, flutet seine grauen Zellen geradezu mit frischen Nähr- und Wuchsstoffen. Jedes Mal, wenn sich ein Muskel anspannt oder erschlafft, sendet er chemische Stoffe aus. Diese werden über die Blutbahn vom Gehirn aufgenommen. Dort liefern sie den Impuls zur Produktion von Nährstoffen, die für beinahe jede Gehirnaktivität notwendig sind. Durch die Trainingsimpulse beginnen sich Nervenzellen zu verzweigen und über neue Verbindungen miteinander zu kommunizieren. Und je besser sie dies tun, desto besser funktioniert Ihr Gehirn. Mit anderen Worten: Sie können sich besser konzentrieren, sind aufmerksamer und haben ein besseres Kurz- und Langzeitgedächtnis. Wer sich bewegt, beflügelt also die Kräfte seines Verstandes und stärkt seine Psyche. Ab jetzt gilt: Wer es in den Armen und Beinen hat, hat es auch im Kopf!

die körperliche Leistungsfähigkeit. Es ist wissenschaftlich abgesichert, dass sich die Mitochondrienkapazität durch HIIT um bis zu 69 Prozent steigern lässt. Gleichzeitig stoppt das Training den Funktionsverlust in den Mikrokraftwerken, sodass auch im Alter der Brennstoff nicht knapp wird und wir nicht auf Sparflamme leben müssen.
Fazit: Die positiven Wirkungen Ihres Trainings auf die ansonsten stattfindende Zellalterung sind so massiv, dass mit keinem Medikament etwas Vergleichbares zu erreichen wäre! Mit wenigen Übungen trainieren Sie Muskeln, Ausdauer, Beweglichkeit und Koordination.

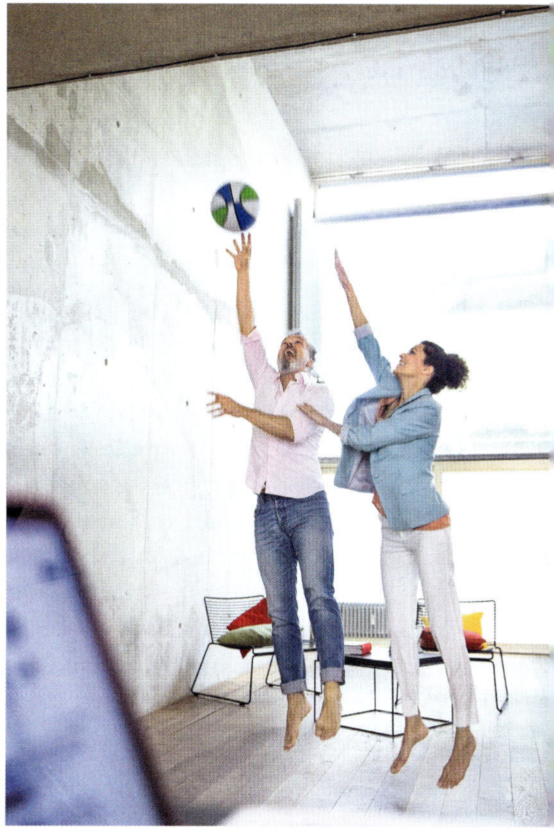

Ein gut trainierter Körper schenkt Leichtigkeit und Freude für den Alltag.

Functional Training

Ein weiterer Clou des Anti-Age-Workouts: Es kombiniert die Vorteile des effizienten HIIT-Trainings mit denen des Functional Trainings. Dieser Fitnesstrend eignet sich für Anfänger, Fortgeschrittene und Profis gleichermaßen. Denn Functional Training unterscheidet sich wesentlich vom konventionellen Krafttraining, indem es auf komplexe Bewegungsabläufe setzt, die mehrere Gelenke umfassen und den Körper nicht in Einzelteile zerlegen. Das Ziel sind keine Showmuskeln, sondern ein funktionell ausgeprägter Muskelapparat, auf den Sie sich in jeder Situation verlassen können. Kurz: Functional Training bereitet Ihren Körper optimal auf die Wirklichkeit vor. Der Trick dabei ist: Sie brauchen kein Equipment dafür, nur Ihren Körper als Widerstand. Einfacher lässt sich kaum etwas für Gesundheit und Figur tun. Sie führen die Übungen aus, für die Ihr Körper geschaffen ist, und machen ihn alltagsfit: Die Wasserkästen tragen sich leichter und ohne nachfolgende Verspannungen. Bei der Schreibtischarbeit bewahren Sie eine gute Haltung und beim Feierabend-Volleyballmatch werden Sie zur »Katze«.

FÜR JEDE UND JEDEN DAS PASSENDE

Mit zunehmendem Alter verändern sich die Unterschiede der individuellen Leistungsfähigkeit. Die einen meistern die Jahre sehr lange scheinbar ohne jedes sichtbare oder spürbare Zeichen. Andere erfahren früher unterschiedliche gesundheitliche Einschränkungen, die dazu führen können, dass nicht alle Bewegungen ausgeführt werden können oder sollten. Das Training muss daher besonders vorsichtig, kontrolliert und individuell variabel erfolgen. Variabel kann dabei heißen, dass es zu jeder Übung Alternativen geben sollte, was den Schwierigkeitsgrad und auch den Bewegungsablauf betrifft.
Aus diesem Grund können Sie im Praxisteil dieses Buches aus einer Vielzahl von Übungen auswählen, sodass auch mit körperlichen Einschränkungen die Workouts problemlos durchgeführt werden können. Die Vorschläge, die Sie nicht uneingeschränkt ausführen können, können Sie durch Varianten ersetzen. Für viele Übungen finden Sie schwerere und auch leichtere Abstufungen. Suchen Sie sich die Übungen mit den entsprechenden Ausführungsvarianten heraus, die den passenden Schwierigkeitsgrad für Sie haben und die für Sie angenehm sind. Später können Sie zwischen den Schwierigkeitsstufen wechseln, um keine Langeweile aufkommen zu lassen. Einige Bewegungen punkten mit Zusatzeffekten wie Balance oder kleinen koordinativen Herausforderungen. So können Sie Ihr Training kontinuierlich Ihrer persönlichen Konstitution individuell anpassen. Damit Sie auf dem für Sie passenden Level starten, bietet Ihnen das nächste Kapitel einen Test an. Mit ihm finden Sie heraus, wie sich Ihr biologisches und Ihr kalendarisches Alter zueinander verhalten.

HART, ABER SMART

Zahlreiche Studien haben bewiesen, dass der Wechsel von intensiver körperlicher Anstrengung und kurzen Pausen bei einem Intervalltraining den Stoffwechsel auch lange nach dem Workout weiter auf Hochtouren laufen lässt. Wie das sein kann? Die Anstrengung während des Trainings erhöht den Bedarf an Sauerstoff in den Muskeln – es wird mehr Sauerstoff gebraucht, als die Atmung bereitstellt. So entsteht ein Sauerstoffdefizit. Diese »Sauerstoffschuld« muss später in der anschließenden Ruhephase zurückgezahlt werden. Diese Regulierung des Körpers auf Normalniveau kostet auch nach dem Training noch Energie. Der Stoffwechsel ist also auch während der Regenerationszeit noch gefordert. Er verbrennt auch dann noch Kalorien. Diesen Vorgang nennt man Nachbrenneffekt – excess post exercise oxygen consumption, kurz EPOC. Und: Bei intensiven Intervalleinheiten ist dieser Effekt bis zu dreimal höher als bei Ausdauereinheiten mit gleichbleibenden Belastungen. Echt smart eben.

SCHLAF: EIN TRAUMHAFTES REZEPT

Das Glück, so sagt eine alte Weisheit, ist eine Frage des guten Schlafes. Stimmt genau, denn unsere Zellerneuerung findet hauptsächlich nachts statt. Wenn wir zu wenig schlafen, fördert das den Alterungsprozess des Körpers. Daher sollten wir unserem Körper ausreichend Ruhe gönnen. Auch das ist Anti-Aging.

Gute Nachricht für alle, die sich nachts hin und her wälzen: Mit einigen kleinen Tricks lässt sich der Schlaf leicht herbeilocken.

- Finden Sie Ihren Rhythmus. Nehmen Sie sich eine feste Betthupferl-Zeit vor und halten Sie sich daran. Es ist gesünder, auch am Wochenende die normalen Schlafgewohnheiten beizubehalten.
- Kein Nickerchen bei Schlafstörungen. Denn durch den Mittagsschlaf würde bereits ein Teil des Schlafbedarfs gedeckt.
- Verzichten Sie auf üppige Gelage, bevor Sie den Lauschangriff auf das Kopfkissen starten. Umgekehrt kann aber auch Hunger den Schlaf stören. Wenn der Magen gegen Abend zu knurren beginnt, besänftigen Sie ihn mit Banane oder Vollkornbrot.
- Zwischen Workout und Schlummerstunde sollten mindestens drei Stunden vergehen.
- Lieben Sie. Die Hormone nach einem aufregenden Liebesspiel servieren Ihnen einen der wirksamsten Schlafcocktails, die es überhaupt gibt.
- Sammeln Sie Wohlfühlerlebnisse. Ganz nach eigenem Gusto sollten Sie eine angenehme Nacht mit entspannenden Tätigkeiten vorbereiten, zum Beispiel mit einem netten Abend mit Freunden. Bei einem Plausch können Sie Anspannungen abbauen und das innere Gleichgewicht finden.
- Um Ihr Unterbewusstsein von Alltagsballast zu befreien, setzen Sie sich gegen Abend noch mal hin und bringen kleine und große Sorgen zu Papier. Wer sich den Kummer von der Seele schreibt, kann eher abschalten.
- Ein abendliches Bad entspannt die Muskeln und wirkt wohltuend beruhigend. Wenn Sie zu kalten Füßen neigen, schlüpfen Sie am besten gleich nach dem Abtrocknen in ein Paar dicke Socken. Sicher ist sicher.
- Eine warme Milch mit Honig wirkt wunderbar als Betthupferl.
- Ein Gläschen in Ehren … Okay, das geht in Ordnung – vorausgesetzt, es bleibt bei einem Glas. Größere Alkoholmengen hingegen verkürzen die wichtige Tiefschlafphase, der Schlaf wird insgesamt unruhiger, es kommt zu längeren Wachperioden.

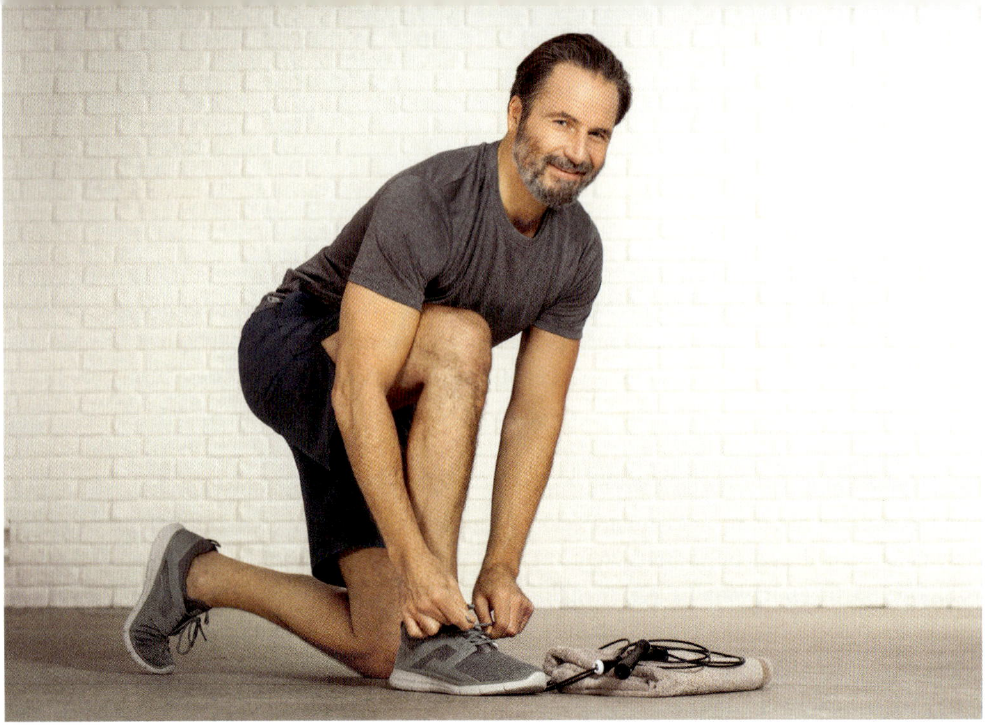

DER BODY-AGE-CHECK: WIE HOCH IST IHR FITNESSALTER?

In einem kurzen Selbsttest können Sie Ihr persönliches biologisches Alter herausfinden – und damit das Level festlegen, auf dem Sie ab Seite 40 trainieren werden. Muskeln spielen bei Gesundheit und Alterungsprozessen eine entscheidende Rolle. Deswegen können Sie gleich testen, wie es um Ihre Muskulatur bestellt ist. Kombiniert mit einem Ausdauertest kommen Sie Ihrem wahren Fitnessalter und damit einem wesentlichen Bestandteil Ihres biologischen Alters auf die Schliche. Sie erfahren, ob Sie biologisch – im Vergleich zum kalendarischen Alter – älter, gleich alt oder im Idealfall jünger sind.

Der Schriftsteller Pablo Neruda hat einmal gesagt: »Ketten spürt, wer sich bewegt.« Ebenso ist es mit unserem Körper. Wird er nicht gefordert, dann spüren wir auch seine

Grenzen nicht. Falls das Ergebnis nicht Ihrer Wunschvorstellung entspricht – bitte nicht gleich den Kopf in den Sand stecken. Freuen Sie sich stattdessen, dass Sie herausgefunden haben, wo es hakt. Denn jetzt können Sie Ihre Schwachstellen in den jeweiligen Bereichen gezielt in Angriff nehmen. Anschließend geht es darum, den Alterungsprozess insgesamt so lange es geht hinauszuzögern und sogar zurückzudrehen. Nehmen Sie es als Motivation. Nach sechs Trainingswochen sieht die Welt schon ganz anders aus. Wer am Anfang nur fünf Liegestütze schafft, bringt es später vielleicht schon auf die doppelte Anzahl. Nutzen Sie den Body-Age-Check auch als Ihren persönlichen Vorher-Nachher-Vergleich. Überprüfen Sie Ihr Ergebnis alle zwei bis drei Monate, um danach Ihre Trainingsstufe anzupassen. Nur Mut! Wiederholen Sie einfach am Ende des Programms den Test und genießen Sie Ihren Erfolg!

SO WIRD ES GEMACHT

Fünf einfache Übungen zeigen Ihnen, wie es um die Leistungsfähigkeit Ihres Körpers wirklich steht. Zu jeder der folgenden Übungen gehört eine Ergebnisskala, die Ihre Leistung mit dem entsprechenden biologischen Alter bewertet. Am Ende können Sie so ganz einfach Ihr Durchschnittsalter ermitteln. Das Ergebnis verrät Ihnen, welches Leistungslevel für Sie passend ist und wie Sie sich mit Ihrem Workout angemessen belasten.

Vorab ein paar Regeln:

- Beginnen Sie mit einem kurzen Warm-up von fünf bis acht Minuten. Springen Sie Seil (Seite 41f.) oder machen Sie ein wenig Gymnastik. Andernfalls setzen Sie Ihren Körper ohne Vorwarnung in kürzester Zeit intensivsten Belastungen aus. Von null auf hundert ist vielleicht für einen Sportwagen okay, für Ihren Körper lässt es sich allerdings nicht empfehlen.
- Machen Sie nach jedem Test drei bis fünf Minuten Pause, um zwischendurch neue Power zu sammeln. Den Ausdauertest führen Sie an einem separaten Tag durch.
- Bitten Sie Ihren Partner oder eine Freundin, Ihnen zu assistieren – das sichert objektive Ergebnisse und steigert die Motivation.
- Gehen Sie durchaus motiviert an die Testübungen heran, aber überfordern Sie sich nicht. Mit den Trainingsprogrammen ab Seite 40 wird Ihr biologisches Alter in den kommenden Monaten ganz sicher sinken.

WICHTIG

Der Test basiert auf Durchschnittswerten und Wahrscheinlichkeiten der jeweiligen Leistungswerte im Kraft- und Ausdauerbereich und dient somit nur als Richtwert für Sie. Doch er bietet eine gute Basis für Ihre Einschätzung und die Bestimmung Ihres Trainingslevels für unser Programm.

TEST IHRER AUSDAUER

Hier machen Sie es sich ganz leicht: Sie joggen eine bestimmte Strecke und messen die Zeit.

2 KILOMETER JOGGEN

Um Ihre aktuelle Ausdauer zu testen, laufen Sie 2 Kilometer und stoppen, wie lange Sie dafür benötigen.

- Messen Sie eine geeignete Strecke aus.
- Laufen Sie die Strecke ab – zügig, aber so, dass Sie durchlaufen können, ohne nachher den Notarzt zu brauchen. (1)

AUSWERTUNG

über 13:00 Minuten Fitnessalter: 65
bis 13:00 Minuten Fitnessalter: 55
bis 11:30 Minuten Fitnessalter: 45
bis 10:50 Minuten Fitnessalter: 35
bis 10:15 Minuten Fitnessalter: 25

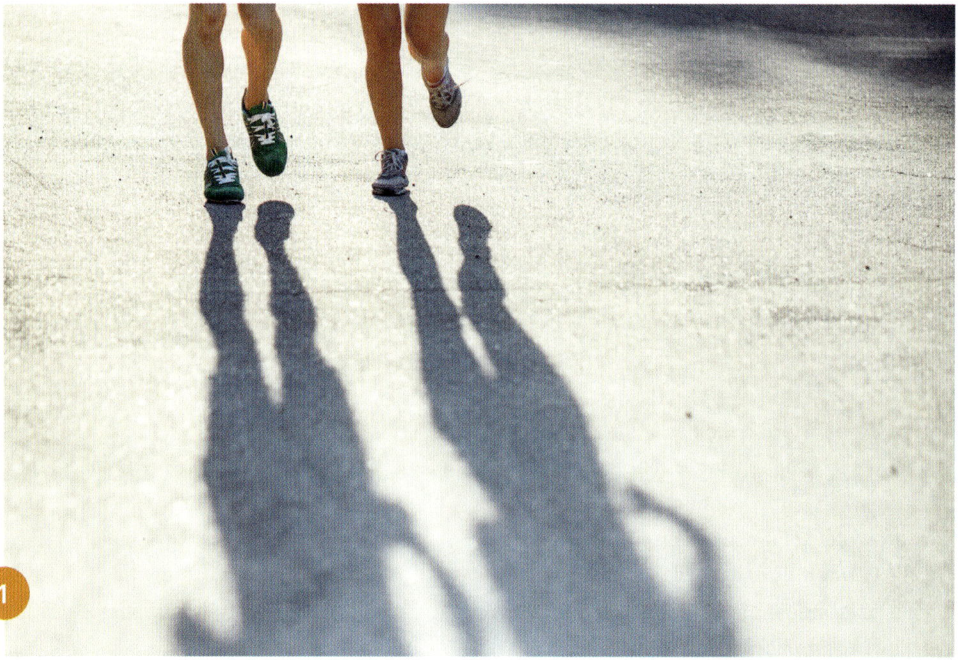

1

TEST VON KRAFT UND KOORDINATION

Mit vier Übungen ermitteln Sie, wie viel Kraft Sie im Oberkörper, den Armen und den Beinen haben und wie es um Ihre Koordinationsfähigkeit und Beweglichkeit steht. Bereit?

KRAFT IM OBERKÖRPER

Absolvieren Sie möglichst viele Liegestütze.

- Männer gehen in den Liegestütz, Frauen in den Kniestütz – legen Sie sich dabei eine Matte oder ein Handtuch unter die Knie. Setzen Sie die Hände weiter als schulterbreit auf, richten Sie die Ellbogen nach außen und halten Sie den Rücken gerade.
- Oberkörper absenken (2) und wieder hochdrücken. Achtung: Pressatmung vermeiden!
- Nicht mogeln, zählen Sie die Liegestütze, bei denen Sie den Körper bis unmittelbar über den Boden absenken und die Arme dann wieder fast strecken konnten.

AUSWERTUNG

über 30 Fitnessalter: 25
20 bis 29 Fitnessalter: 35
15 bis 19 Fitnessalter: 45
5 bis 14 Fitnessalter: 55
0 bis 4 Fitnessalter: 65

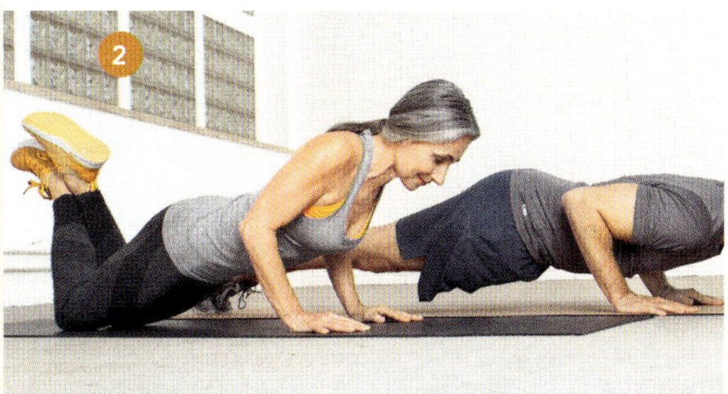

2

KOORDINATIONSFÄHIGKEIT

Schnappen Sie sich ein Seil und beginnen Sie mit einigen lockeren Sprüngen zur Einstimmung. Dann kommt die eigentliche Übung, bei der Ihre Koordination und auch die Beinkraft eine Rolle spielen:

- Absolvieren Sie zunächst möglichst viele Sprünge auf einem Bein. Zählen Sie mit.
- Dann Beinwechsel und wieder möglichst viele Sprünge auf diesem Bein.
- Beide Zahlen zusammenzählen.

AUSWERTUNG

über 50 Fitnessalter: 25
35 bis 50 Fitnessalter: 35
25 bis 35 Fitnessalter: 45
10 bis 25 Fitnessalter: 55
bis 10 Fitnessalter: 65

KRAFT DER BEINE

Gut trainierte Beine sind die Basis für einen wohlproportionierten Körper. Die Kraft Ihrer Oberschenkelmuskulatur lässt sich leicht mit dieser recht anspruchsvollen Übung testen: einer Variante der einbeinigen Kniebeuge.

- Setzen Sie sich auf die Vorderkante eines kniehohen Hockers oder Stuhls. Lösen Sie nun einen Fuß etwas vom Boden, ohne dass er dabei das andere Bein berührt. Neigen Sie sich mit geradem Rücken etwas nach vorn.
- Drücken Sie sich ausatmend kontrolliert und ohne Schwung durch die Kraft der Oberschenkelmuskulatur vom Stuhl ab. Strecken Sie das Standbein beinahe ganz durch. (1)
- Abschließend den Po wieder langsam senken, ohne die Sitzfläche zu berühren. Der Stuhl soll lediglich helfen, den Bewegungsumfang festzulegen.
- Wie viele korrekt ausgeführte einbeinige Kniebeugen schaffen Sie?
- Üben Sie dann zur anderen Seite. Für den Test gewertet wird die Seite mit der geringeren Anzahl.

AUSWERTUNG

über 5 Fitnessalter: 25
4 bis 5 Fitnessalter: 35
2 bis 3 Fitnessalter: 45
1 Fitnessalter: 55
0 Fitnessalter: 65

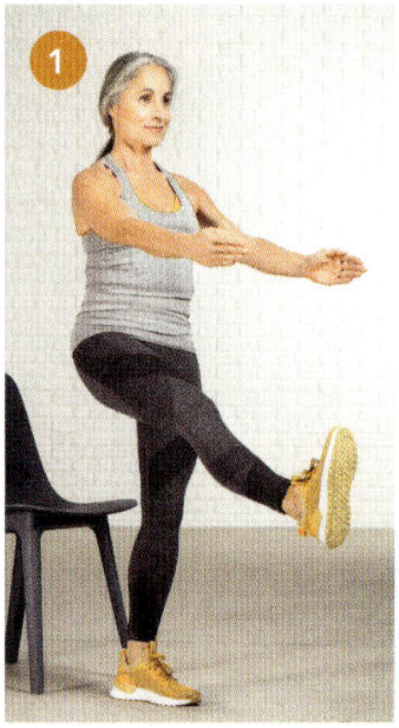

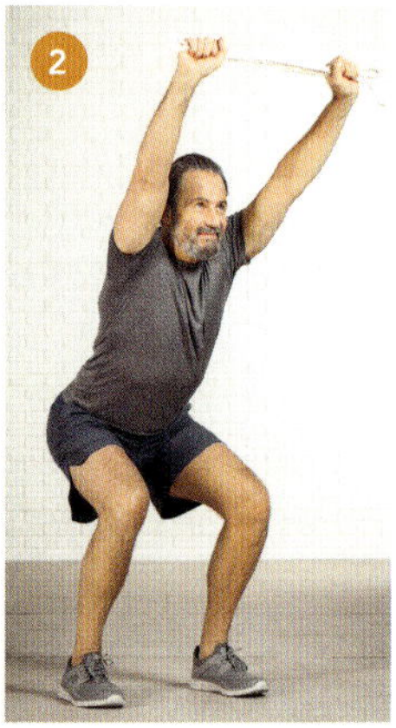

BEWEGLICHKEIT

Hier testen wir einen wesentlichen Bereich Ihrer Beweglichkeit.

- Sie stehen aufrecht, schulterbreit und halten einen Stab oder ein Seil gespannt zwischen den gestreckten Armen.
- Bewegen Sie jetzt das Gesäß ein Stück nach hinten, beugen Sie die Beine und begeben Sie sich in die Position einer tiefen Kniebeuge. Die Übung gilt als korrekt ausgeführt, wenn die Oberschenkel in der Waagerechten sind. (2)
- Anschließend wieder aufrichten.

AUSWERTUNG

Konnten Sie die Übung korrekt ausführen?
Ja: Sie dürfen sich 2 Jahre abziehen.
Nein: Addieren Sie 3 Jahre dazu.

ERGEBNISSE

Zählen Sie aus den ersten vier Tests Ihr ermitteltes Fitnessalter zusammen und teilen Sie es durch vier. Dann zählen Sie die fünfte Übung dazu.

Level 1: Biologisch älter

Das ermittelte Alter ist höher als Ihr kalendarisches Alter. Das heißt: Ihre körperliche Fitness hat Aufholbedarf. Beginnen Sie Ihr Training ab Seite 40 auf Level 1. Was immer für Sie persönlich nötig ist, damit Sie Ihr Programm durchziehen – tun Sie es! Nur Mut, denn auf dieser Stufe bringen bereits kleine Kurskorrekturen und Anstrengungen schnelle Erfolge. Versuchen Sie unbedingt, regelmäßig und konzentriert so zu trainieren, dass es Ihnen Spaß macht. Gerade am Anfang sollten Sie sich die Zeit nehmen, die Übungen zu verinnerlichen und auf die korrekte Ausführung zu achten.

Level 2: Ihr biologisches Alter entspricht dem kalendarischen

Nicht schlecht – Sie verfügen bereits über ein ausgewogenes Fundament an Kraft und Koordinationsfähigkeit. Auf dieser Basis können Sie prima aufbauen und Ihr Potenzial weiterentwickeln. Durch gezieltes Training können Sie Ihre Leistung leicht und nachhaltig verbessern. Nutzen Sie Ihre unterschiedlichen Spielräume, wagen Sie sich bei bekannten Übungen an die verschärften Versionen heran oder variieren Sie die Pausenzeiten. Nehmen Sie zusätzlich die Chance wahr, auch andere Lebensbereiche weiter zu optimieren. Schon kleinste Veränderungen – etwa bei Ihren Schlafgewohnheiten oder Ihrem Stressmanagement – können Sie auf Ihrem guten Niveau weiter verjüngen. Bleiben Sie unbedingt dran! Ideal für Sie zum Einstieg ist das Workout-Level 2.

Level 3: Biologisch jünger

Glückwunsch – sehr gut! Sie sind wirklich fit und jünger, als Ihr chronologisches Alter es anzeigt. Auf die faule Haut sollten Sie sich deshalb aber nicht legen. Wer rastet, der rostet. Sie verfügen über die idealen Voraussetzungen, dem Alter weiter die rote Karte zu zeigen. Die teilweise recht anspruchsvollen Übungen im Praxisteil helfen Ihnen, Ihre Potenziale weiter zu steigern. Konzentrieren Sie sich dabei bewusst auf Ihre verbliebenen Schwachstellen – die anspruchsvolleren Varianten der Übungen werden sie Ihnen offenbaren. Sie können mit voller Kraft auf Trainingslevel 3 durchstarten.

KÖRPER ... UND GEIST

Die innere Einstellung hat großen Einfluss auf unser biologisches Alter. Wer griesgrämig durch den Tag geht, beraubt sich selbst seiner Kraft. Das bekommt auch der Körper zu spüren. Eine optimistische Einstellung wirkt hingegen lebensverlängernd.

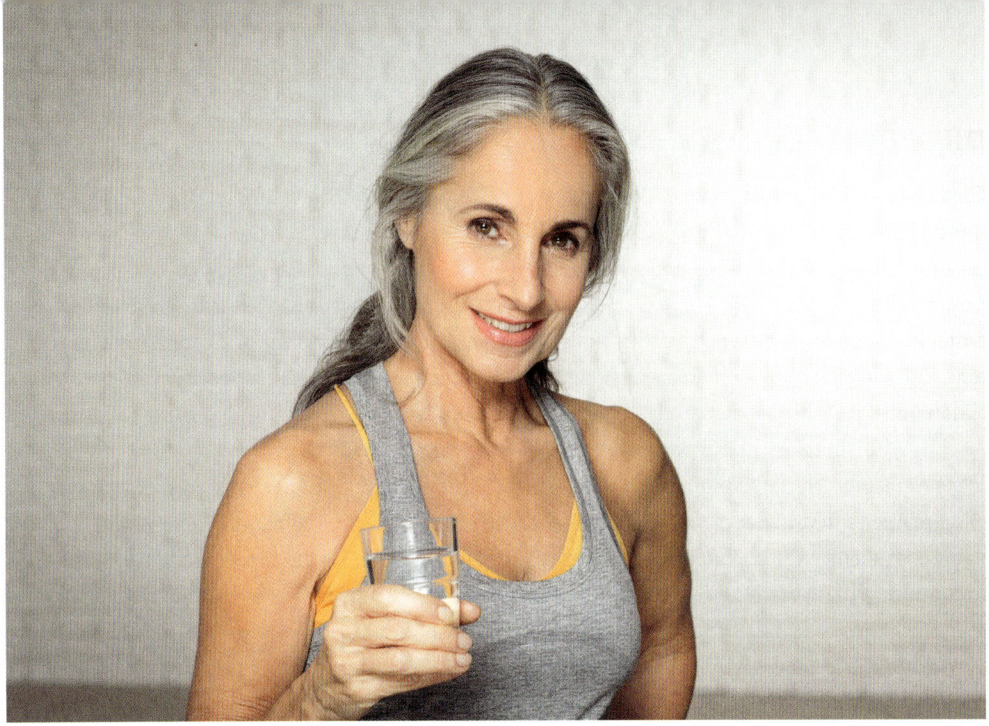

SO DREHEN SIE IHRE BIOLOGISCHE UHR ZURÜCK

Nun sind Sie dran. Mit dem Sechs-Monate-Workout, das Sie im Praxisteil dieses Buches ab Seite 40 finden, sind Sie perfekt gerüstet für eine fitte und gesunde Zukunft. Es lohnt sich, mit diesem fein abgestimmten Trainingsplan anzufangen und dranzubleiben. Das Programm ist so konzipiert, das Sie Ihre Leistungen langsam ausbauen. Schritt für Schritt geht es voran. Schritt für Schritt werden neue motivierende Bewegungselemente eingebaut. Wir teilen die sechs Monate in drei Phasen auf – und zu jeder bietet Ihnen dieses Buch einen sogenannten Zirkel: Acht Kraftübungen, die Sie rundum fit machen. Dazu zwei bis drei Dehnübungen zum Cooldown am Ende. Gehen Sie immer erst zur nächsten Stufe über, wenn Sie sich fit genug fühlen – unabhängig von den Zeitangaben!

DIE DREI PHASEN

Es ist in allen drei Phasen viel Energie nötig, um die Übungen auszuführen. Dadurch sind sie sehr effizient und ermöglichen eine ausgeglichene Muskelentwicklung. Es beginnt einfach – angepasst daran, dass Sie vielleicht eine Zeit lang nicht viel für Ihre Muskulatur getan haben.

Monat 1 und 2: Kraft und Klasse

Die ersten zwei Monate dienen vor allem dazu, erst einmal reinzukommen. Die Hauptmuskelgruppen Ihres Körpers werden gestärkt und bilden bald ein solides Fundament für Kraft und Beweglichkeit. Ihr gesamter Organismus muss sich auf die neuen, ungewohnten Anforderungen einstellen und sich auf das neue sportlichere Lebensgefühl hin umorientieren.

Erlernen Sie zunächst den genauen Bewegungsablauf der einzelnen Übungen und führen Sie Ihre Muskulatur langsam an das Training heran. Sobald Sie alles aus dem Effeff beherrschen, steigern Sie die Intensität kontinuierlich. In dieser Phase ist die Motivation meist am größten und Sie bekommen automatisch Lust auf mehr. Bleiben Sie dran!

Monat 3 und 4: Ausbau

In der zweiten Phase gibt es neue Übungen, es werden die Belastungszeiten weiter erhöht und gleichzeitig die Pausen verkürzt. Sie schulen zusätzlich Balance, Gelenkigkeit und Koordinationsvermögen. Es gibt zudem Sprungübungen, deren Ziel es ist, Ihre Muskulatur weiter zu stärken, die Reaktionszeit zu verbessern sowie die Sprung- und Schnellkraft zu fördern. Alle Übungen greifen ineinander und bewirken, dass Ihre Muskeln optimal zusammenarbeiten. So gelingt es, Ihren Körper in kürzester Zeit zu formen und nebenbei Verletzungen zu vermeiden. Besonders gefordert wird Ihre Rumpfmuskulatur – man spricht von Core-Training. Wir benötigen auch im Alltag eine starke Bauch-, Rücken- und Hüftmuskulatur, um Kräfte effektiv auf alle Gliedmaßen zu übertragen.

Monat 5 und 6: Bestform

Hier finden Sie gleich zwei in sich geschlossene Zirkel – für mehr Abwechslung. Die Übungen sind noch einmal anstrengender und komplexer. Es sind Koordination, Kraft und Durchhaltevermögen gefragt. Das Bedürfnis, seinen Körper zu spüren und die Muskeln »spielen« zu lassen, findet in dieser dritten Phase seine Erfüllung. Der Fokus liegt darauf, verschiedene Bewegungen gleichzeitig auszuführen, zum Beispiel einen Ausfallschritt kombiniert mit einer zusätzlichen Beugung zur Seite. Es entstehen smarte Übungen, die dem natürlichen Bewegungsfluss folgen und in ihrer Intensität individuell dosiert werden können. Besonders wirkungsvoll ist die Kombination von geschmeidigen Abschnitten mit dynamischen oder explosiven. Dadurch werden zusätzliche Muskelfasern aktiviert und das Training endgültig zum Figur-Hit.

MINIMALER AUFWAND FÜR MAXIMALEN ERFOLG

Die Vorteile Ihres HIIT-Workouts können sich wirklich sehen lassen. Lassen Sie sich von den auf dieser Seite aufgeführten Punkten immer neu motivieren – bis Sie am eigenen Körper spüren, wie gut ein solches Training tut.

- Wenige Übungen reichen aus, um ein Ausdauer- und Muskelwachstum im ganzen Körper zu stimulieren.
- Zwei bis drei Trainingseinheiten in jeder Woche reichen aus, um signifikante Fortschritte zu erzielen.
- HIIT eignet sich ebenso gut für Frauen wie für Männer.
- Die Trainingsintensität ist ein entscheidender Erfolgsfaktor – und die bestimmen Sie selbst, ganz nach Tagesform.
- Die Workouts sind kurz, flexibel und sie machen Spaß. Sie können beinahe überall durchgeführt werden, ob zu Hause oder im Freien, und sie bieten viele Varianten und neue Kombinationsmöglichkeiten. So wird das Training niemals langweilig.
- Ein Beitrag im »American Journal of Physiology« zeigt, dass HIIT unter anderem die Biogenese, das heißt die Neubildung der Mitochondrien – unserer Zellkraftwerke – auslöst. Ein weiterer Prozess, der eigentlich im Alter abnimmt. Die Zellenergie wird gesteigert und das Risiko chronischer Erkrankungen gesenkt.
- Wissenschaftliche Studien zeigen, dass HIIT den Muskelaufbau fördert, während sich das Gewicht allein durch den kontinuierlichen Abbau von Körperfett reduziert. In den vierundzwanzig Stunden nach dem Workout steigt die Produktion des HGH (Human Growth Hormone) um bis zu 450 Prozent. HGH kurbelt den Fettstoffwechsel an und verlangsamt zudem noch den Alterungsprozess. In Sachen Fettverbrennung ist HIIT mit all diesen Vorzügen etwa neunmal effektiver als längere Joggingeinheiten.
- Bereits nach zwei bis drei Trainingswochen mit dem HIIT-Programm hat sich die Ausdauer Ihres Herz-Kreislauf-Systems messbar verbessert.
- Das intensive und anspruchsvolle Training fordert Sie nicht nur körperlich, sondern auch mental heraus. Sie lernen auch für andere Lebensbereiche Widerstände erfolgreich zu überwinden.
- Sie erleben das gute Gefühl, das Maximum für sich, Ihre Fitness, Ihr Lebensgefühl und Ihre Attraktivität zu tun.

INDIVIDUELL DOSIERT

Die ersten zwei Monate sind irgendwann um und Sie sind noch nicht bereit für das nächste Level? Das ist völlig in Ordnung. Bleiben Sie einfach so lange bei Ihrem ersten Zirkel, bis Sie sich fit für die nächsten Herausforderungen fühlen. Oder Sie steigen schon ein in Phase 2 und führen die Übungen zunächst etwas langsamer aus. Falls nur einzelne Bewegungsabläufe einmal zu schwer werden, greifen Sie einfach auf eine ähnliche vorherige Übung zurück, bis Sie genug Power haben, um auch die neue Übung zu meistern. Steigern Sie die Intensität, so gut Sie können. Die Devise lautet weiter: Kurz, aber hart. Sobald sich Ihr Körper an die regelmäßige Belastung gewöhnt hat, können Sie mit den Intensitäten und Übungsvarianten zu spielen beginnen, um sie perfekt Ihren Bedürfnissen anzupassen.

Das Maximum geben

Sie gehen beim Training an Ihr persönliches Limit – und vielleicht sogar noch ein bisschen darüber hinaus. Das Workout fordert Sie nicht nur körperlich, sondern auch mental. Der Erfolg dieser Methode hängt von Ihnen ab. Sie müssen bereit sein, Ihre Komfortzone zu verlassen, über Ihre Leistungsgrenzen hinauszugehen, besser zu werden, alles zu geben und nicht aufzugeben! Wer nur 50 Prozent gibt, wird auch nur 50 Prozent seiner Ziele erreichen. Bringen Sie Ihre Muskeln zur Erschöpfung, dann werden die anfangs genannten chemischen Prozesse in Ihrem Körper freigesetzt und das Training hält, was es verspricht: hohe Effizienz und sehr gute Erfolge in kürzester Zeit.

Schnelligkeit und Präzision

Trotz der hohen Intensität sollten Sie immer darauf achten, alle Übungen in einem zügi-

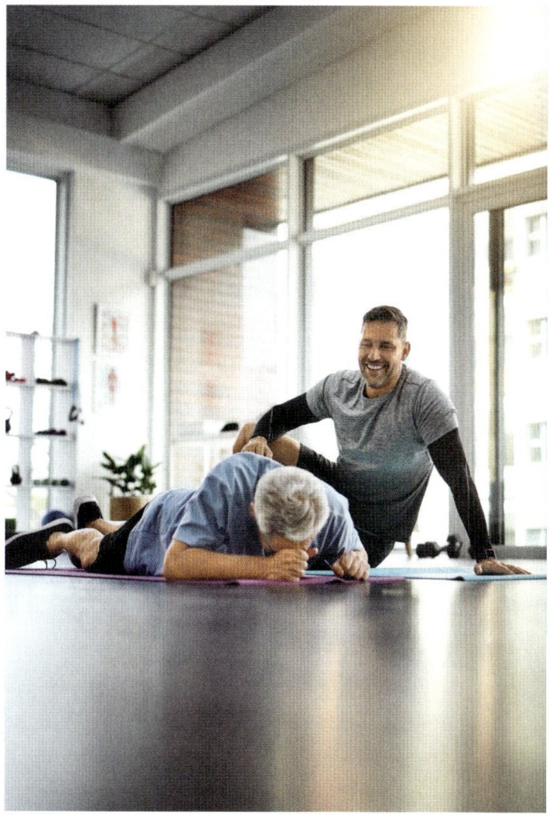

Sich auf gekonnte Weise auspowern, das erhält Lebendigkeit und Freude.

gen, aber kontrollierten Tempo auszuführen, anstatt durch die Bewegungen zu hetzen.
Wie für viele andere Lebensbereiche gilt auch hier: Qualität vor Quantität. Sobald sich Ausweichbewegungen oder technische Fehler einschleichen, gehen Sie besser zu einer leichteren Variante über. Hören Sie immer auf Ihren Körper.

DAS ANFANGEN LEICHT GEMACHT

»Heute geht's los mit dem Training!« So lautete zumindest der gute Vorsatz. Aber dann ruft plötzlich der beste Freund an, es läuft die Lieblingsserie im Fernsehen oder man fühlt sich einfach so schlaff. Solche Motivationsprobleme kennt jeder. Dagegen hilft nur eins: eine genaue und realistische Planung Ihres Trainings. Bauen Sie die Übungen fest in Ihren Tages- und Wochenablauf ein. Also zum Beispiel immer gleich morgens. Reservieren Sie sich eine genaue Zeit für Ihr Training. Diese Minuten sollten Ihnen heilig sein! Denn das Wichtigste für einen spürbaren Trainingseffekt ist die Regelmäßigkeit. Lassen Sie diese Termine nur im äußersten Notfall sausen und nie, ohne sofort einen neuen Zeitpunkt festzulegen!

Kontinuität: Schlüssel zum Erfolg

Ziel der ersten Woche ist das »Reinkommen«. Das Workout in der ersten Zeit ist nicht nur ein Training zur Leistungssteigerung und Verbesserung der Altersfaktoren. Sie absolvieren regelmäßig Ihr Programm und verankern es so in Ihrem Kopf und Ihrem Alltag. Betrachten Sie Ihr Training als hochwirksames Wundermittel! Zu wenig nützt nichts, zu viel schadet. Nur die richtige Dosis führt Sie sicher zu Ihren Zielen.
Das regelmäßige Workout gehört an die Spitze Ihrer Prioritätenliste. Dabei gilt: Einmal ist keinmal. Von einem einmaligen Trainingsreiz

MOTIVIERT ZUR SACHE

Überwinden Sie Ihren inneren Schweinehund, gehen Sie bei der Ausführung der Übungen stets an Ihre Grenzen, aber hören Sie auch auf Ihren Körper und überfordern Sie sich nicht. Auf jeden Fall braucht es Biss und Durchhaltevermögen. Es geht zwar zur Sache, doch der Einsatz lohnt sich. Versprochen!
Hier noch eine Hilfestellung: Eine Studie der Albert-Ludwigs-Universität Freiburg hat gezeigt, dass Menschen Sport als weniger anstrengend empfinden, wenn sie an seine positive Wirkung glauben. Und Sie wissen ja jetzt, wie gut er tut. Eines ist sicher: Wenn Sie dieses Training durchziehen, werden Sie sich erschöpft, kurze Zeit danach aber auch rundum kräftiger und fitter fühlen. Denn dieses Trend-Workout geht bewusst an die Grenzen und bringt Sie so in Topform!

dürfen Sie keine Wunder erwarten. Um eine spürbare Veränderung Ihrer allgemeinen Fitness zu erreichen, müssen Sie Kontinuität in Ihren Trainingsalltag bringen. Nur wer dranbleibt, gewinnt. Sie werden sehen, spätestens nach den ersten sechs Wochen wollen Sie Ihr Workout ohnehin nie mehr missen. Warum sechs Wochen? Nach dieser Zeit hat sich Ihr Körper dem Training angepasst und das Fundament ist gelegt. Zudem benötigt das Gehirn so lange, um ein neues Verhaltensmuster zu erlernen. Wenn erst einmal das Neue zur Gewohnheit geworden ist, kann es mit viel weniger Aufwand in die Tat umgesetzt werden. Aus einem schmalen Trampelpfad wird schließlich ein neuer Lebensweg.

Start smart: Kurzer Check beim Arzt

Als Neu- oder Wiedereinsteiger sollten Sie sich vor Beginn des Trainings von Ihrem Arzt beziehungsweise einem Internisten und Orthopäden durchchecken lassen. So erhalten Sie Aufschluss über Ihre aktuelle Konstitution und mögliche Risikofaktoren. Diese Empfehlung gilt auch dann, wenn Sie sich topfit fühlen, aber eine der folgenden Fragen mit Ja beantworten:

- Haben Sie schon einmal unter Atembeschwerden gelitten?
- Leiden Sie unter akuten Muskel- und Gelenkbeschwerden?
- Haben Sie öfter Rückenschmerzen?
- Haben Sie einen zu hohen oder zu niedrigen Blutdruck?
- Nehmen Sie aufgrund von Stoffwechsel- und/oder Herz-Kreislauf-Problemen regelmäßig Medikamente ein?
- Sind Sie Raucher oder haben Sie Übergewicht?

SO HOLEN SIE DAS BESTE AUS IHREM TRAINING HERAUS

Wer schlau ist und korrekt trainiert, sieht schneller Fortschritte. Vor allem die Körperhaltung sowie die richtige Ausführung der Übungen sind das A und O eines erfolgreichen Workouts. Hier die wichtigsten Regeln auf einen Blick:

- Visualisieren Sie die Übungen. Wissenschaftliche Studien haben gezeigt, dass das nicht nur anspornt, sondern anschließend auch die tatsächliche Leistung steigert. Gehen Sie die Übung also vor Ihrem inneren Auge genau durch und stellen Sie sich vor, wie Sie sie perfekt ausführen. Überlegen Sie, wo die Muskeln sitzen, die Sie stärken möchten, und spannen Sie sie ruhig auch kurz an. Dann wissen Sie, woher beim Training die Kraft kommen muss.
- Halten Sie den Kopf gerade in Verlängerung der Wirbelsäule. Die Kopfhaltung beeinflusst auch andere Körperteile. Liegt der Kopf etwa im Nacken, fördert dies eine Hohlkreuzposition. Stellen Sie sich deshalb vor, an Ihrem Kopf wäre eine Schnur befestigt, die Sie wie eine Marionette ganz sanft nach oben zieht.

DIE ZEIT IM BLICK

Im HIIT-Zirkeltraining wird nicht die Anzahl der Wiederholungen einer Bewegung gezählt, sondern die Zeit gestoppt. Zum Beispiel zwanzig Sekunden Training, fünfzehn Sekunden Pause. Laden Sie sich dafür am besten einen Timer auf Ihr Smartphone oder Tablet. Diese sind in der Regel kostenlos und bieten verschiedene Einstellungen. Suchen Sie nach »Online Intervall Timer«.Einen empfehlenswerten Timer gibt es bei: www.tabatatimer.com.

- Lassen Sie den Kopf auch nicht hängen. Ziehen Sie Ihre Schultern tief, heben Sie den Brustkorb leicht an und halten Sie den Nacken gerade. In dieser Körperposition ist der Belastungsdruck für Ihre Bandscheiben am geringsten.
- Ob im Stand oder auf dem Boden: Stabilisieren Sie zunächst immer erst Ihre Position, bevor der dynamische Übungsteil erfolgt. Ziehen Sie den Bauchnabel mit dem Ausatmen nach innen, spannen Sie den Po an und kippen Sie das Becken leicht nach vorn, dann ist der untere Rücken gerade.
- Qualität geht vor Quantität. Üben Sie, wenn möglich, zu Beginn vor einem Spiegel. Kontrollieren Sie die präzise Ausführung und entwickeln Sie ein Gefühl für die Bewegungen. Führen Sie alle Übungen ruhig, fließend und bewusst, nicht hektisch und ruckartig aus.
- Saubere Leistung: Ihr Training ist kurz und intensiv. Umso wichtiger ist es, alle Bewegungen genau und perfekt auszuführen. Achten Sie von Anfang an darauf, denn Fehler, die sich früh einschleichen, werden Sie schwer wieder los.
- Führen Sie einseitig beschriebene Übungen immer auch zur anderen Seite aus, um den Körper gleichmäßig zu formen und muskuläre Dysbalancen zu vermeiden.
- Atmen Sie stets im Einklang mit der Bewegung: Beim Anspannen atmen Sie durch den Mund aus, beim Loslassen durch die Nase ein – in gleichmäßig langen, tiefen Atemzügen. Ideal ist die Kombination aus Brust- und Bauchatmung. Das heißt, Sie holen beim Einatmen immer so tief Luft, bis sich der Bauch nach vorn wölbt. Passen Sie Ihren Bewegungsrhythmus Ihrer Atmung an, nicht umgekehrt.
- Nutzen Sie bei jeder Übung den gesamten Bewegungsumfang. Dadurch werden Sie nicht nur kräftiger, sondern auch beweglicher. Gehen Sie beispielsweise bei der Kniebeuge tief in die Hocke, bevor Sie die Beine wieder strecken. Das ist zwar schwerer, aber auch effektiver. Nicht aufhören, wenn es am schwersten ist, sondern diesen Punkt überwinden! Setzen Sie jede Bewegung mit voller Konzentration fort, bis es nicht weiter geht. Achten Sie aber darauf, die an einer Übung beteiligten Gelenke

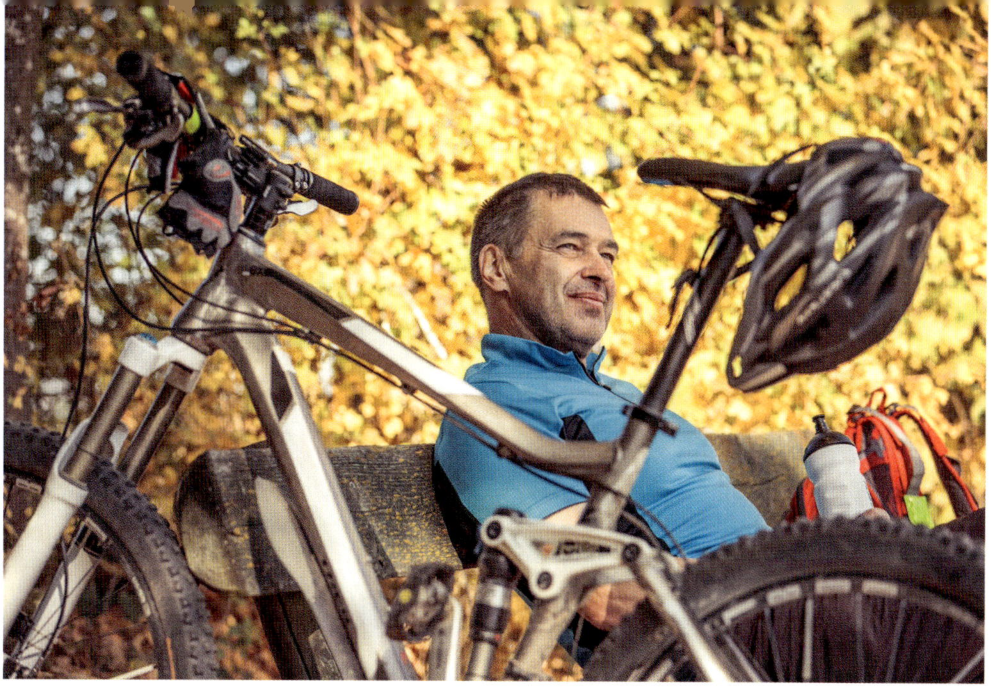

Das Entspannen nach dem Training – ein Hochgenuss!

nie ganz durchzustrecken, sondern stoppen Sie die Bewegung kurz davor. Das schont die Gelenke und hält die Muskelspannung kontinuierlich aufrecht.

- Beim Workout gilt: So lange wie möglich durchhalten und nicht aufhören, wenn die gerade trainierte Körperpartie ein wenig schlappmacht. Hören Sie allerdings auf oder legen Sie eine Pause ein, wenn Ihr Tempo deutlich abfällt und Sie nur noch »tricksen« können – also die Körperhaltung unsauber wird. Fangen Ihre Muskeln an zu brennen, haben aber noch den »Saft« für die saubere Ausführung, machen Sie weiter. Das Brennen zeigt den maximalen Trainingseffekt an!

ACHTSAMKEIT FÜR IHREN KÖRPER

Qualität, nicht Quantität entscheidet. Konzentrieren Sie sich voll auf jede Übung, blenden Sie alles andere aus. Spüren Sie, wie Ihre Muskelfasern bei jeder Wiederholung arbeiten. Wo erleben Sie die größte Muskelaktivität? Halten Sie die Körperspannung oder weichen Sie aus? Mit solchen Fragen stellen Sie den korrekten Bewegungsablauf sicher und trainieren höchst effektiv. Zudem bekommen Sie mehr Körperbewusstsein, was auch Ihre Ausstrahlung unterstreicht.

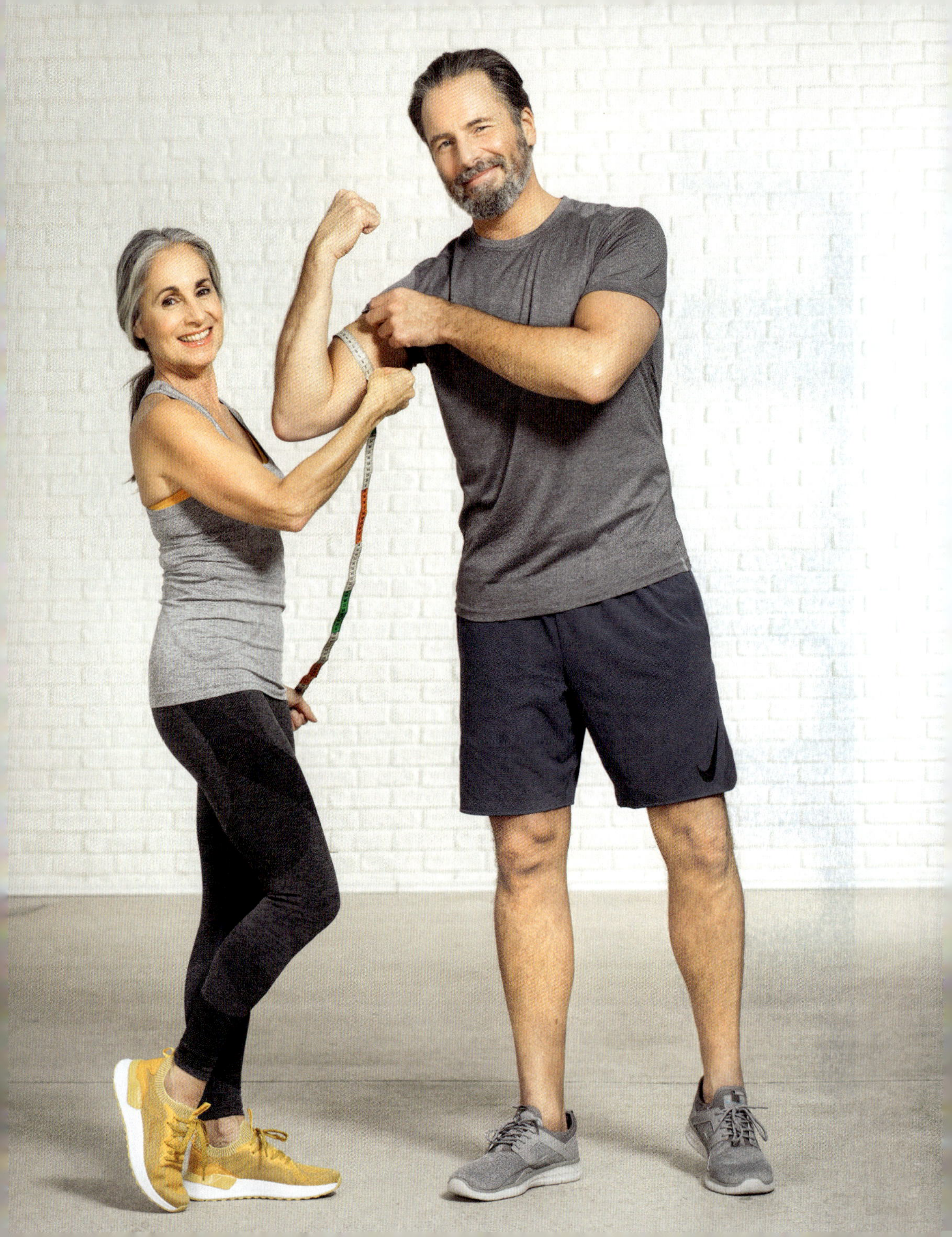

MUSKELN FÜR IMMER

Ausreden zählen nicht. Denn das speziell für Sie und Ihren Körper konzipierte Anti-Age-Programm kennt keine Altersklassen. Es verlangt nicht mal, dass Sie sich in einem Studio anmelden. Sie benötigen nur ein bisschen Platz, eine Trainingsmatte und ein paar Minuten Ihrer Zeit.

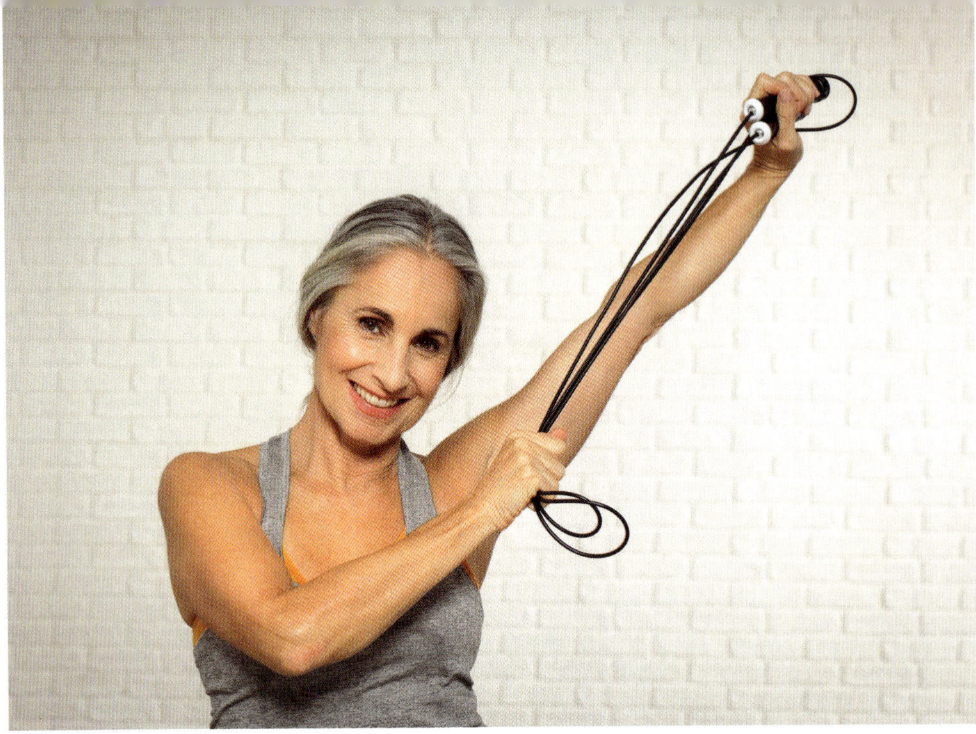

EIN GUTER ANFANG & EIN HAPPY END

Jetzt geht's richtig los. Und zwar mit einem Warm-up. Es mobilisiert alle Körperbereiche, fördert die Durchblutung und damit die Versorgung des Organismus mit den notwendigen Nährstoffen. Sämtliche Stoffwechselprozesse laufen schneller ab. Kurzum: Ihre physische und psychische Leistungsbereitschaft wird gesteigert, das Verletzungsrisiko sinkt. Ein gutes Warm-up regt den Kreislauf an, mobilisiert die Gelenke und bereitet die Muskeln auf die kommende Belastung vor. Nicht zuletzt stimmen Sie sich auch mental auf das Training ein. Die folgenden Übungen eignen sich dafür und sollten in jeder Woche Ihres Verjüngungsprogramms dabei sein. Nach dem Training heißt es: langsam runterkommen. Ziehen Sie nicht sofort den Stecker. Gönnen Sie sich zuerst eine Wonnezeit für Ih-

ren Körper. Atmen Sie mehrmals richtig durch und bleiben Sie locker in Bewegung, indem Sie zum Beispiel eine Runde walken. Oder Sie nutzen die ausgewählten Übungen zur Dehnung und Entspannung am Ende eines jeden Workout-Zirkels, wie sie hier im Buch beschrieben sind.
Ob Stretching, Yoga oder Autogenes Training – prinzipiell scheint jedes achtsam praktizierte Entspannungstraining Alterungsprozesse zu bremsen. Amerikanische Psychologen fanden heraus: Menschen, die seit fünf Jahren regelmäßig Entspannungsübungen durchführen, sind biologisch um etwa fünf Jahre jünger. Wer länger als fünf Jahre regelmäßig entspannte, war im Durchschnitt sogar um zwölf Jahre jünger.

SPRUNGHAFT FIT

Für das Warm-up ist Seilspringen bestens geeignet. Wer regelmäßig zum Sprung ansetzt, ist nicht nur auf dem besten Weg, Kalorien zu verbrennen und die Ausdauer zu verbessern. Er schult auch die Koordination und wird geschickter. Selbst wenn Sie sich das letzte Mal in Ihren Kindertagen in dieser Disziplin versucht haben – starten Sie mit wenigen Minuten und steigern Sie sich immer weiter. Zur Erinnerung hier noch einmal einige Tipps für gesundes und effektives Schwingen:

- Ideal sind Kunststoffseile mit Stahleinlage, die halten ewig und bleiben auch bei komplizierten Sprungfiguren stabil.
- Die passende Länge finden: Wenn Ihre Füße auf der Mitte des Seils stehen, sollten die Griffe bis zur Brustmitte reichen.
- Tragen Sie am besten Laufschuhe.
- Fußböden aus Holz, Kunststoff oder anderen nachgiebigen Materialien sind geeignet. Meiden Sie Beton oder Fliesen.
- Sie springen mit gebeugten Ellbogen dicht am Körper, Hände in Hüfthöhe. Die Schultern entspannt halten.
- Springen Sie flach über dem Boden und auf den Fußballen, um die Gelenke zu schonen.
- Beim klassischen Seilsprung rotiert das Seil locker in beiden Händen. Sie überqueren das Seil nur mit jedem zweiten Sprung; wenn es über Ihren Kopf schwirrt, machen Sie einen Zwischenhopser.

DIE PAUSEN ZÄHLEN

Wer seinen Muskeln nicht genügend Ruhezeit gönnt, wird immer schwächer. Symptome für ein Übertraining: Sie fühlen sich bereits nach dem Aufstehen wie erschlagen, Ihre Herzfrequenz ist ungewöhnlich hoch und Sie haben keinen Appetit mehr. Daher allem Ehrgeiz zum Trotz: Wenn Sie sich kraft- und lustlos fühlen, gönnen Sie sich lieber einen weiteren Tag Pause. Gut erholt erbringen Sie beim nächsten Mal wieder Bestleistungen.

WARM-UP: SEILSPRINGEN

Bereit zum Sprung? Nutzen Sie dieses Warm-up vor jedem Trainingszirkel und wechseln Sie in den kommenden Wochen die folgenden Springvarianten durch.

SPRINGVARIANTEN

- Einfach ausdauernd mit beiden Füßen gleichzeitig springen, während das Seil locker schwingt. (1)
- Statt einfach hochzuhüpfen, springen Sie mit geschlossenen Füßen von links nach rechts, wie ein Pendel.
- Bei jedem fünften oder zehnten Sprung etwas höher springen und die Arme beim Durchziehen des Seils vor dem Körper kreuzen.
- Springen Sie im Laufschritt und ziehen Sie die Knie dabei so weit wie möglich vorn hoch. Im Rumpf dabei aufrecht und stabil bleiben. (2)
- Ein Bein anwinkeln und etwa 2 bis 4 Minuten auf dem anderen Bein springen. Das Seil auch mal nur bei jedem zweiten Hüpfer unter dem Fuß durchziehen. Anschließend das Sprungbein wechseln.
- Öffnen und schließen Sie die Beine beim Springen wie beim Hampelmann.
- Ein Fuß springt vor, der andere gleichzeitig zurück, beim nächsten Sprung entgegengesetzt. (3)
- Springen Sie zum Warm-up vor dem Muskelzirkel etwa 3 Minuten lang.

Leichtere Variante

- Springen Sie einfach ohne Seil: Enger Stand, Knie locker lassen, Handflächen anheben, als ob Sie ein Seil in den Händen hätten. Ellbogen beugen, um kleine Kreise mit den Armen zu machen.
- Nun mit beiden Füßen gleichzeitig über das Seil springen.

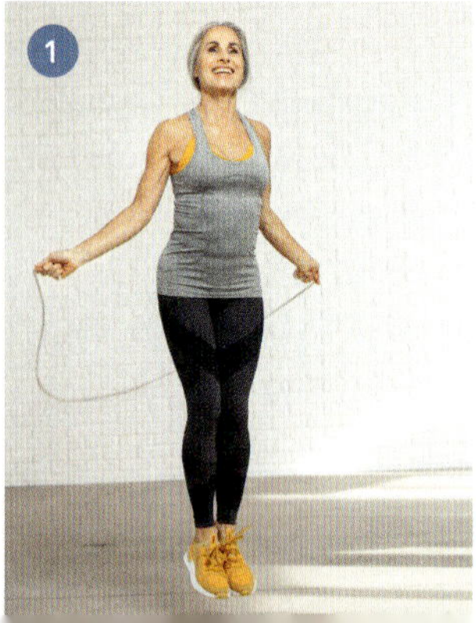

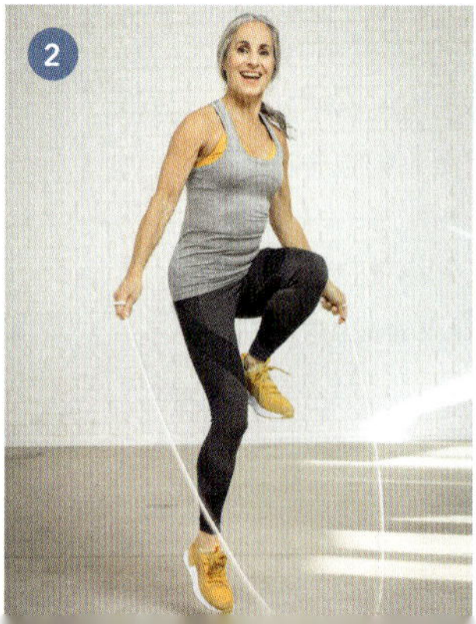

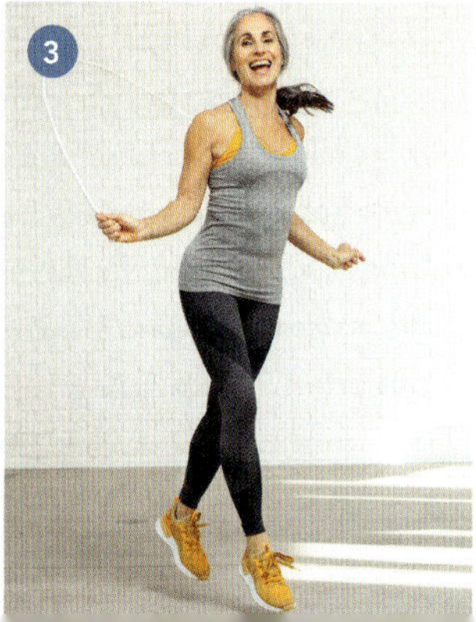

MOVEMENT PREP

Auch eine gut ausgebildete Mobilität ist bedeutsam für das Jungbleiben. Bei einem dynamischen Aufwärmprogramm werden »schlafende Muskeln« geweckt und ihre Flexibilität und Elastizität nachhaltig verbessert. Im Unterschied zum konventionellen Stretching wird dieses dynamische Flexibilitätstraining stets aus der Bewegung heraus vollzogen. Das gibt den Gelenken besseren Spielraum und oft auch mehr Stabilität.

90-GRAD-VORBEUGE

Diese Vorübung zur Standwaage verbessert die Flexibilität der Beinrückseite und der Innenseite der Oberschenkel. Gleichzeitig stabilisiert sie die Wirbelsäule.

- Sie stehen in aufrechter Haltung, die Füße sind etwa hüftbreit auseinander. Die Fußspitzen ganz leicht nach innen und die Fersen etwas nach außen drehen.
- Legen Sie die Hände mit gestreckten Armen auf einer Stuhllehne oder einem Tisch ab. Werden Sie im Oberkörper ganz lang und beugen Sie sich nach vorn, bis der Rumpf parallel zum Boden ist. Blick nach unten, Nacken gestreckt.
- Senken Sie den Oberkörper aus dieser Position behutsam nach unten ab, bis Sie die Dehnung in der Oberschenkelrückseite und im Schultergürtel spüren. (4) Beim Einatmen Brustkorb weiten, beim Ausatmen tiefer gehen. Kein Hohlkreuz!
- Wer mag, kommt ganz in die Vorbeuge und berührt mit den Fingern den Boden.
- Schwerer wird es, wenn Sie die Standwaage üben: Sie stehen aufrecht auf einem Bein und halten sich an der Stuhllehne fest. Die freie Hand seitwärts ausstrecken. Beugen Sie sich aus der Hüfte vor, der Rumpf und das hintere Bein bilden eine waagerechte Linie. Die Dehnung spüren.
- Auch zur anderen Seite üben.

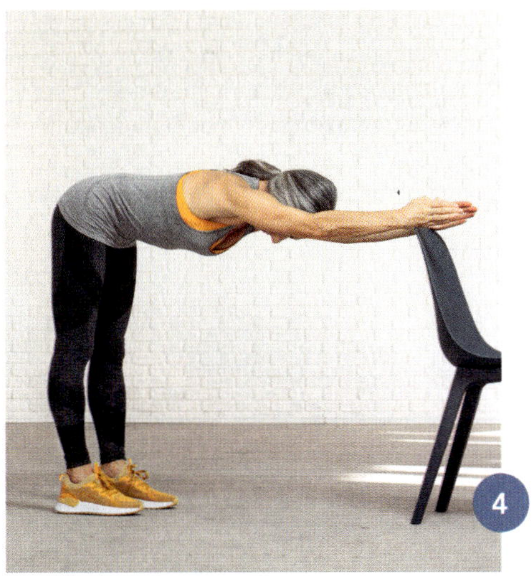

HAND WALK

Diese Übung fordert und aktiviert die gesamte Muskulatur Ihres Körpers, insbesondere die Core- und die Schulterstabilität. Sie dehnt die Beinrückseite, die Waden und die Muskeln der unteren Rückenpartie.

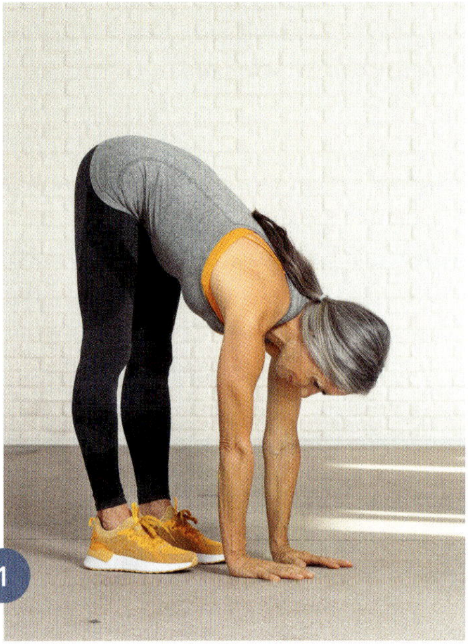

1

- Stellen Sie sich aufrecht und etwa schulterbreit hin.
- Beugen Sie sich nun mit dem Oberkörper nach vorn und versuchen Sie, mit gestreckten Armen die Handflächen so nah wie möglich vor den Füßen auf dem Boden zu platzieren. Sie können die Knie dazu leicht anwinkeln. (1)
- Wandern Sie nun mit den Händen Stück für Stück so weit wie möglich nach vorn. Die Füße bleiben in der Ausgangsposition.
- Spannen Sie Ihre Bauchmuskulatur an, damit der Rücken nicht leidet. Wandern Sie so weit nach vorn, wie Sie die Körperspannung halten können. (2)
- Dann geht es zurück in die Startposition, indem sich die Hände Step by Step wieder den Füßen nähern.
- Üben Sie möglichst mit gestreckten Beinen, leichter wird es mit gebeugten Knien.

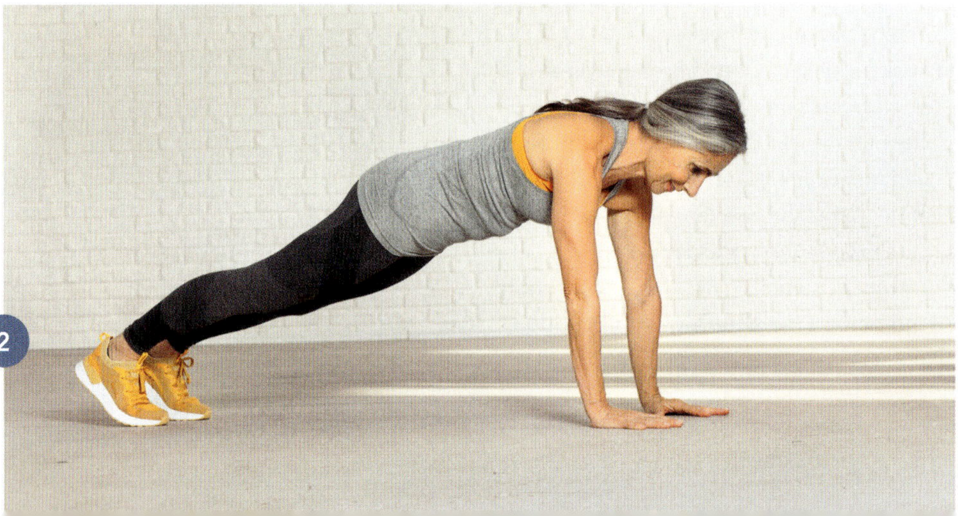

2

SCORPION

Mit dieser Übung dehnen und mobilisieren Sie Ihre Bein-, Gesäß- und Rumpfmuskulatur.

- Legen Sie sich mit dem Bauch auf den Boden, stellen Sie die Fußspitzen auf und heben Sie den Kopf leicht vom Boden ab. Beide Arme auf Schulterhöhe seitlich ausstrecken. Ihr Blick geht zum Boden.
- Das rechte Knie beugen und das Bein so weit wie möglich vom Boden abheben. (3)
- Versuchen Sie es in einer Bewegung in Richtung Ihrer linken Hand zu bringen und wenn möglich mit dem rechten Fuß die linke Hand zu berühren. Dazu die Hüfte leicht aufdrehen und das Bein weiter anwinkeln.
- Kurz halten und zurück in die Startposition.
- Nun die Seite wechseln und den linken Fuß in Richtung der rechten Hand führen.
- 10- bis 12-mal zu jeder Seite wiederholen.
- Schwerer wird es, wenn Sie die Hände fest in den Boden drücken. Der Fuß wird erneut so weit wie möglich in Richtung der gegenüberliegenden Hand geführt.(4)
- Leichter machen Sie es sich, wenn Sie den angehobenen Fuß nur über die Wade kreuzen, ohne die Hüfte aufzudrehen.

ALTE MUSKELN GIBT ES NICHT

Ihre Muskeln wissen nicht, wie alt Sie sind. Denn Muskelzellen erneuern sich fortlaufend. Das bedeutet: Alte Muskeln gibt es einfach nicht! Ein Fünfzigjähriger kann demnach beim Krafttraining qualitativ wie quantitativ dieselben Trainingseffekte erzielen wie ein Zwanzigjähriger. Ausreden wie »Ich bin schon zu alt dafür« oder »In meinem Alter macht das doch alles keinen Sinn mehr« haben daher keine Gültigkeit. Es lohnt sich immer dranzubleiben!

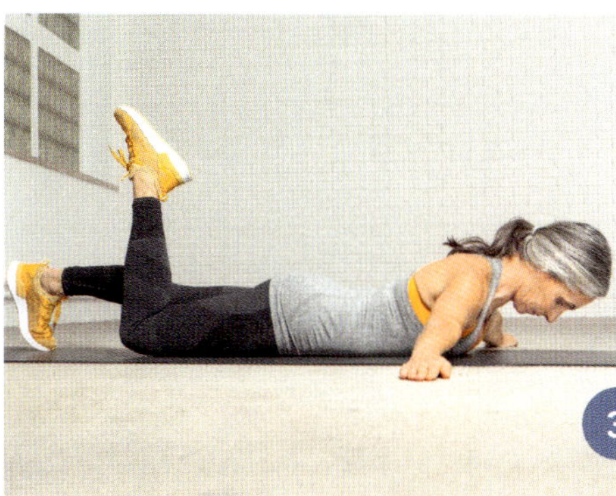

3

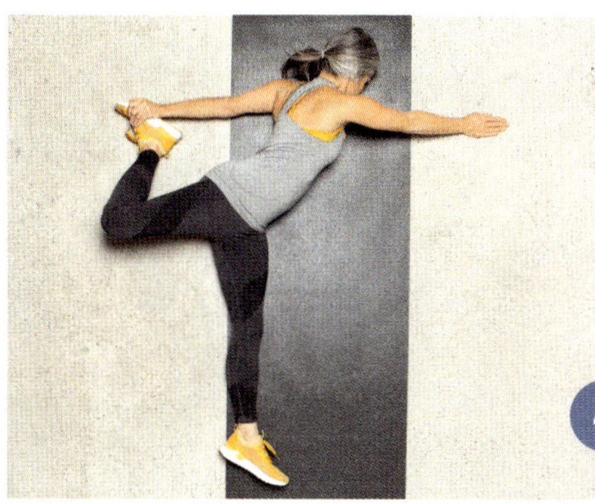

4

LUNGE STRETCH MIT RUMPFDREHUNG

Eine anspruchsvolle, umfassende Mobilisations- und Dehnübung für den ganzen Körper mit dem Schwerpunkt auf der Hüft-, Beinbeuge-, Waden- und Rumpfmuskulatur.

- Aus dem aufrechten Stand machen Sie mit dem rechten Bein einen großen Schritt nach vorn und beugen den Oberkörper gerade weit nach vorn. Das linke Knie bleibt in der Luft.
- Stützen Sie sich mit der linken Hand auf der Höhe des rechten Fußes ab. Der rechte Ellbogen ist angewinkelt und gegen die Innenseite des rechten Unterschenkels gedrückt. (1)
- Die Position zwei bis drei Atemzüge halten. Dabei die Hüfte nach oben strecken und die rechte Fußspitze hochziehen.
- Jetzt drehen Sie den Rumpf nach rechts auf und strecken den rechten Arm senkrecht so weit wie möglich nach oben. Wieder zwei bis drei Atemzüge halten. (2)
- Den Rumpf zurückdrehen und die rechte Hand außen neben dem rechten Fuß absetzen. Schieben Sie Ihre Hüfte gerade nach hinten oben, das rechte Bein wird dabei gestreckt. Der linke Fuß steht auf dem Ballen. Vier bis fünf Atemzüge halten. (3)
- Nun die Spannung langsam auflösen und zur anderen Seite üben. Beenden Sie die Dehnung nie ruckartig.
- Schwerer wird es, wenn Sie aus der Endposition heraus noch einmal den Rumpf nach rechts und links drehen. Ein Arm zeigt dabei senkrecht nach oben, der andere nach unten. Absolute Könner ziehen noch die Fußspitze des vorderen Beines an.

1
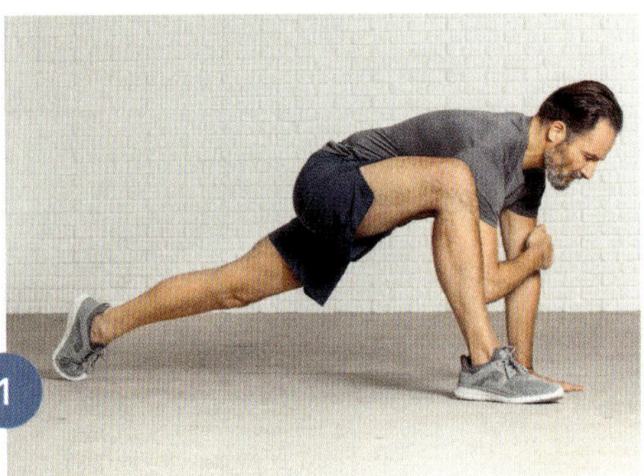

2
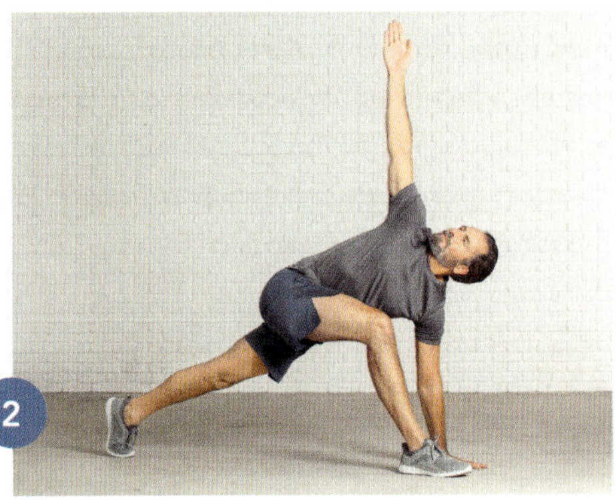

3
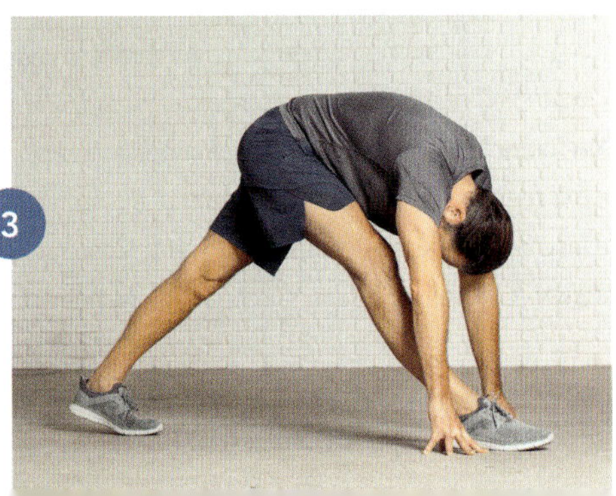

DIE RICHTIGE ATMUNG

Wie werden umso fitter, je mehr Sauerstoff unser Körper aufnehmen kann. Atmen Sie während der Übungen und der Dehnungen daher immer bewusst. So werden verspannte Muskeln gelockert und schlaffe reaktiviert, während Ihre Lungen viel Sauerstoff aufnehmen – pure Energie, die durch das Stretching im gesamten Körper harmonisch verteilt wird.

ATEM IST LEBEN

Jede Zelle unseres Körpers muss permanent mit Sauerstoff versorgt werden. Eine harmonisch fließende Atmung hilft, die täglichen Anforderungen des Lebens mit Schwung und guter Laune zu meistern. Die Atmung, die Ihnen innere Ruhe und Wohlbefinden bringt, ist die Bauchatmung. Beachten Sie beim Atmen immer den natürlichen Rhythmus. Der besteht in einem Dreiertakt: Einatmen – Ausatmen – Atempause. Menschen, die unter Stress stehen, vergessen oft den dritten Takt, die Atempause. Ergebnis: Verspannungen, die den Stress erhöhen. Durch bewusstes Einhalten der Atempause kehrt die Kraft schneller zurück.

DIE TIEFENATMUNG SPÜREN

Mit dieser Anregung lernen Sie, bewusst und in einem gesunden Rhythmus zu atmen. Sie sorgt im Nu für Entspannung, fördert die Konzentration und ist garantiert kostenlos und frei von Nebenwirkungen. Setzen Sie diese Technik später auch bei den Calm-down-Übungen ein.

- Begeben Sie sich in die Rückenlage und winkeln Sie die Beine an, die Füße aufstellen. Schließen Sie die Augen und legen Sie eine Hand flach auf den Bauchnabel, die andere auf die Brustmitte.
- Zunächst tief ausatmen. Pause. Und den Atem wieder einströmen lassen: Den ersten Teil der Atemluft lassen Sie in den Bauch strömen – dabei spüren Sie unter Ihren Händen, wie sich die Bauchdecke sanft hebt.
- Während Sie weiter einatmen, lassen Sie den Atem in die Flanken strömen – dabei werden die Rippen nach außen gedehnt.
- Nun lassen Sie die Luft weiter nach oben fließen, der Brustkorb weitet sich.
- Nach dem vollständigen Einatmen die Luft locker entweichen lassen. Die Ausatmung sollte ebenfalls aus diesen drei Phasen bestehen. Alle drei Phasen der Atembewegung sollten harmonisch ineinander übergehen – so sanft wie eine Welle. Und dazwischen die kurze Pause.

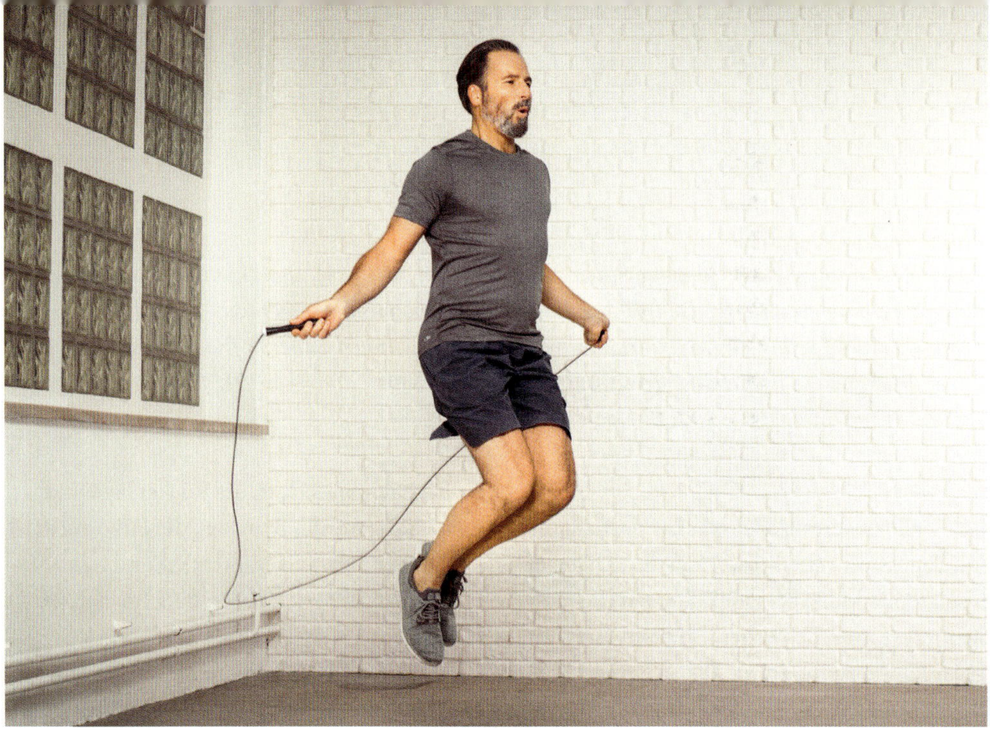

DER PERFEKTE START: DIE MONATE 1 UND 2

Ohne Schweiß kein Preis. In den ersten Wochen geht es vor allem um eins: Routine entwickeln. Viele verlieren bald die Motivation, weil sie anfangs zu hart trainieren und zu schnell zu viel wollen. Dann stellen sich bald Frusterfahrungen ein und sie geben auf. Lassen Sie es also entspannter angehen. Sie können ab jetzt immer trainieren, monatelang, jahrelang – also fangen Sie gelassen an und steigern Sie sich allmählich. So haben Sie immer Freude am Sport und ein Erfolgserlebnis nach dem anderen.

Das Ziel der ersten Einheiten sollte es sein, sich mit den Übungen und Bewegungsabläufen vertraut zu machen, um eine gute Trainingstechnik zu entwickeln. Sie starten mit einem Anti-Age-Zirkel mit ausgewählten anstrengenden, aber wenig komplexen Fitnessklassikern. Die Auswahl ist gut umzusetzen und umfasst alle entscheidenden Muskelgruppen. Während der nächsten Wochen steht alle zwei bis drei Tage eine Einheit auf dem Programm. Das reicht für den Start vollkommen aus. Finden Sie den optimalen Rhythmus für sich und starten Sie mit Ihrer HIIT-Parade.

IHR WORKOUT-PLAN

Ihr Trainingsplan richtet sich vor allem danach, welches biologische Alter Sie beim Test ab Seite 24 ermittelt haben. Drei Level waren möglich und bestimmen nun darüber, wie intensiv Sie im ersten Monat mit dem Training beginnen. Je höher Ihr biologisches Alter ist, umso behutsamer sollten Sie starten:

- Level 1 – Sie sind aktuell biologisch älter als kalendarisch: pro Übung 15 Sekunden Belastung, dann 30 Sekunden Pause, zwei Runden.
- Level 2 – kalendarisches und biologisches Alter stimmen überein: pro Übung 30 Sekunden Belastung, dann 30 Sekunden Pause, zwei bis drei Runden.
- Level 3 – Sie sind biologisch jünger: 30 Sekunden Belastung, dann 15 bis 20 Sekunden Pause, drei Runden.

Wichtig ist, dass Sie nach jedem Trainingstag mindestens einen Tag Pause einlegen. Also: die Übungen anschauen, einstudieren und dann eisern trainieren. In Monat zwei geben Sie Gas: Jetzt führen Sie die gleichen Übungen im höchstmöglichen Tempo aus, pushen so den Puls und bauen Schnellkraft auf.

SO TRAINIEREN SIE RICHTIG

- Auf jedem Level gilt: Die Verschnaufpausen zwischen den einzelnen Runden sind wichtig.
- Immer geben Sie während der angegebenen Zeit Vollgas, atmen im Anschluss die Pausenzeit lang durch, und weiter geht es mit dem nächsten Move nach dem gleichen System. Am Ende eine Pause von eineinhalb Minuten, bevor Sie die nächste Runde rocken.
- Bei jeder Übung wird eine andere Muskelgruppe beansprucht. So wird der gerade trainierten Körperpartie eine kurze Ruhephase eingeräumt, bevor sie wieder trainiert wird. Ebenso gibt es immer wieder Phasen, die Ihren Puls nach oben treiben. Bleiben Sie daher stets bei der angegebenen Reihenfolge.
- Starten Sie auf Ihrem Level, ohne sich unter Druck zu setzen. Vergessen Sie nicht: Die Jahre holt man sich nicht innerhalb eines Tages zurück. Ganz gleich, auf welchem Level Sie starten, der Schwierigkeitsgrad – das Verhältnis von Belastung und Pause – steigert sich Schritt für Schritt.
- Sie sollten jede Übung als anstrengend und fordernd empfinden.
- Frischekick: Trainieren Sie bei geöffneten Fenstern. Der Körper braucht Sauerstoff.

MUSKELAUFBAU STUFE 1

vorher: Warm-up
nachher: Calm-down
immer: AMRAP –
as many reps as possible

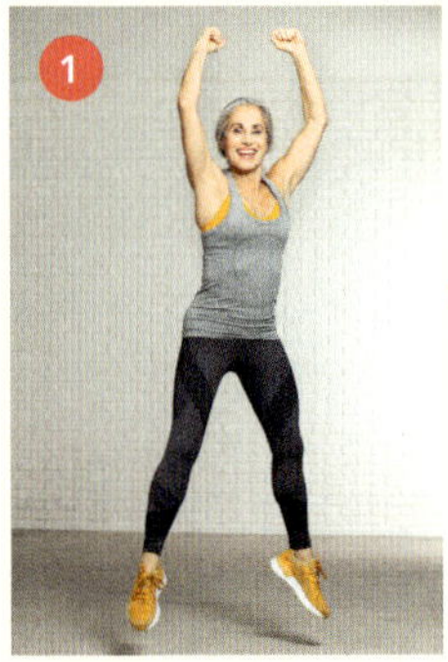

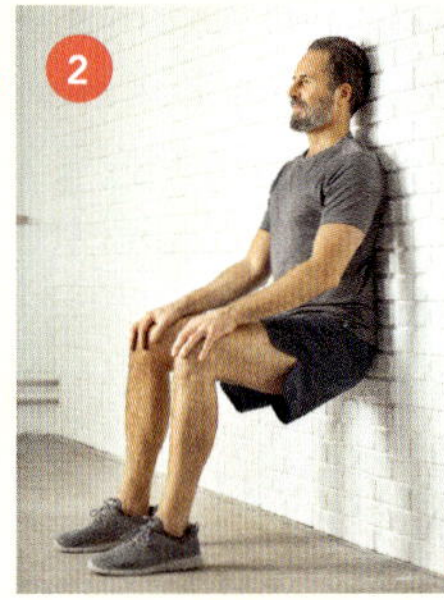

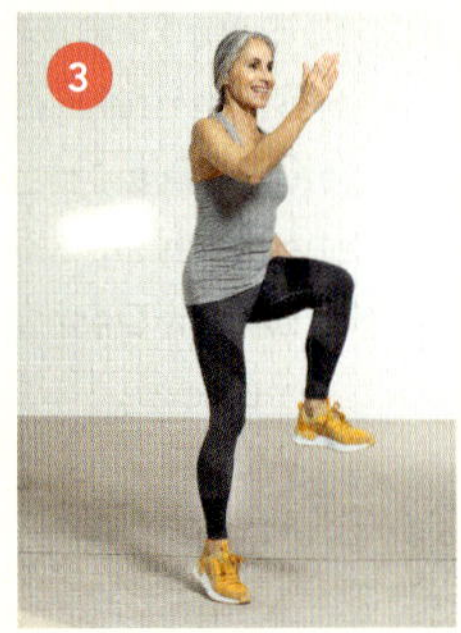

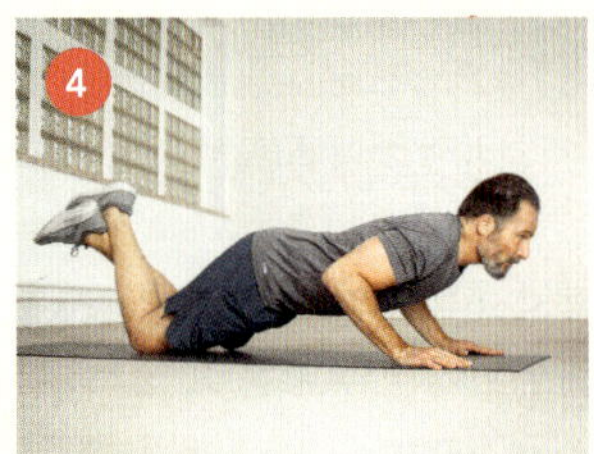

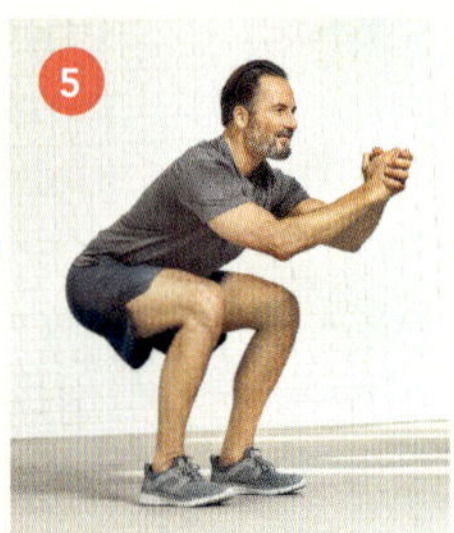

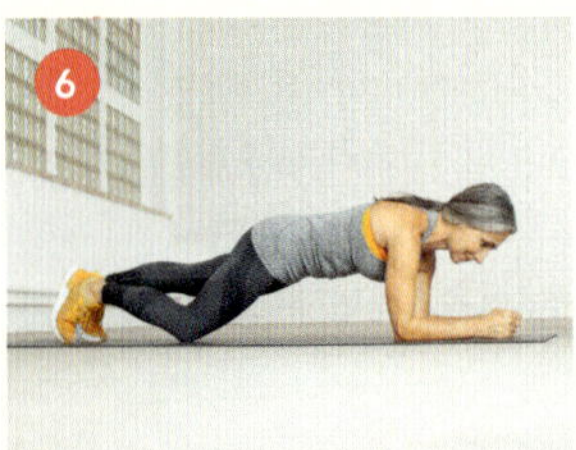

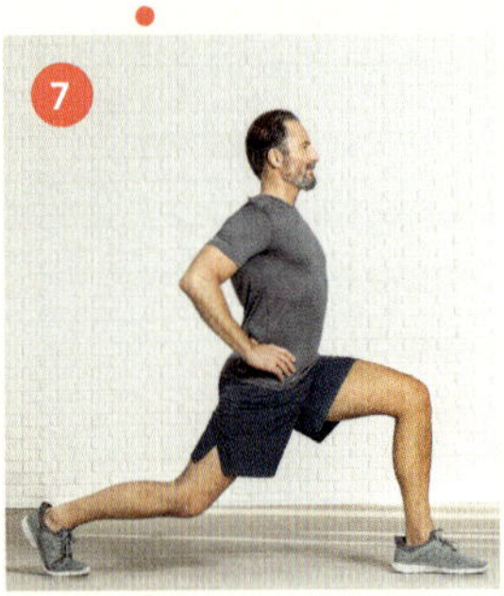

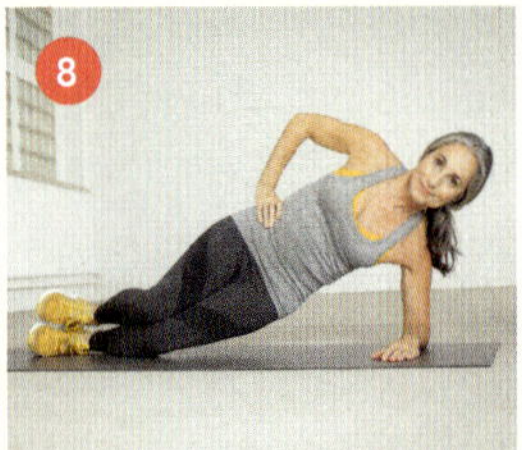

MUSKELAUFBAU STUFE 1

Die folgenden Übungen sind Klassiker. Basics, die sich lohnen. Studieren Sie sie gut ein und machen Sie sie zu selbstverständlichen Begleitern Ihres weiteren Lebens.

JUMPING JACKS

Nicht ohne Grund gehört der Jumping Jack zu den Standardübungen. Die explosive Bewegung bringt den Puls in Schwung und Ihren Körper auf Betriebstemperatur. Gleichzeitig wird die Koordination gefördert sowie Rücken, Schultern und Waden aktiviert.

- Sie starten aufrecht mit geschlossenen Füßen. Die Arme beugen, die Ellbogen sind seitlich am Körper. Die Hände zu Fäusten ballen. Den Großen Rückenmuskel (Latissimus dorsi) aktivieren, den Bauchnabel zur Wirbelsäule ziehen und die Knie leicht beugen.
- Springen Sie nun explosiv mehr als schulterbreit in die Grätsche. Dabei die Fäuste in Richtung Decke boxen. Die Knie sind nach dem Sprung leicht gebeugt. (1)
- Sofort in die Ausgangsposition zurückspringen. Dabei die Ellbogen kraftvoll an die Seiten ziehen. Ziehen Sie bewusst die Schulterblätter etwas zusammen und spannen Sie erneut Ihre Rückenmuskulatur an. Das Brustbein ist stets angehoben und der Bauchnabel nach innen gezogen.
- Halten Sie das Tempo so lang wie möglich so hoch wie möglich.
- Bleiben Sie möglichst durchgehend in sprungbereiter Haltung, mit dem Gewicht auf den Fußballen.

Schwerere Variante

- Gehen Sie mit jedem Sprung etwas weiter in die Knie, bis diese um fast 80 Grad gebeugt sind. Die letzten Sekunden wieder locker und aufrecht springen.

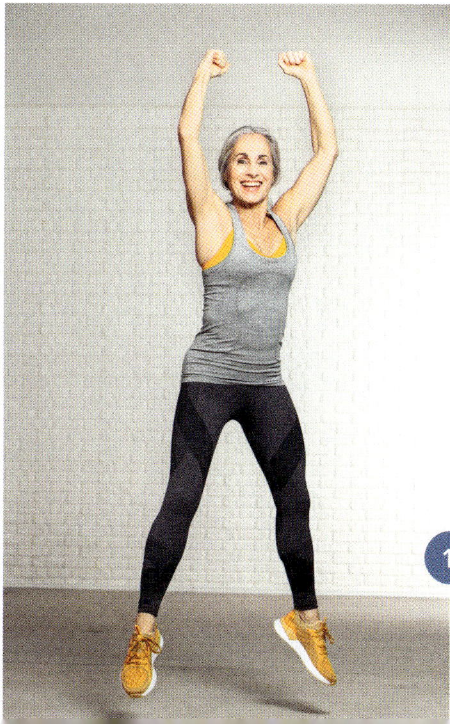

1

WALL-SIT

Diese statische Halteübung setzt den vierköpfigen Oberschenkelmuskel – die Beinvorderseite – sowie Ihre Gesäßmuskulatur ordentlich unter Spannung.

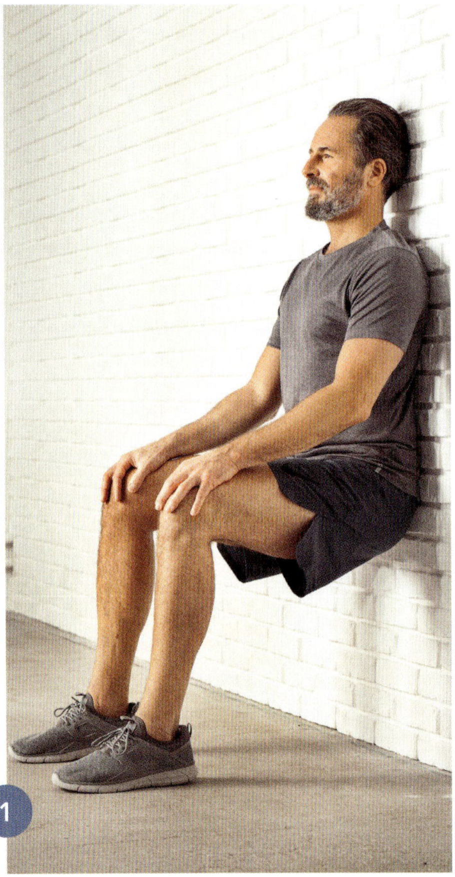

- Lehnen Sie sich mit dem Rücken gegen eine Wand. Gehen Sie dann mit beiden Füßen einen Schritt vor und senken Sie den Po so weit ab, bis der Kniewinkel ungefähr 90 Grad beträgt. (1)
- Jetzt beide Hände zur Faust ballen und gegen die Wand drücken. Heben Sie nun abwechselnd die Fersen an und wiederholen Sie diese Bewegung zügig.

Schwerere Varianten

- Heben Sie abwechselnd die Füße an und kommen Sie in eine Gehbewegung auf der Stelle. Kicken Sie eventuell sogar die angehobenen Unterschenkel nach vorn.
- Sie können die Füße für eine veränderte Intensität auch weiter auseinanderstellen.

DURCHATMEN!

Insbesondere bei dieser Übung neigen viele dazu, unbewusst die Luft anzuhalten. Dadurch wird der Rumpf zwar stabilisiert und Sie können mehr Kraft aufbringen. Aber gleichzeitig steigt der Druck im Brustraum und Ihr Herz kann eventuell nicht mehr ausreichend Blut weiterleiten. Im schlimmsten Fall wird Ihnen schummerig. Achten Sie also darauf, gleichmäßig weiterzuatmen.

HIGH KNEE SPRINT

Ein einfacher und effektiver Weg, um das Herz-Kreislauf-System zu aktivieren, und nebenbei eine ideale Übung, um ein technisch ökonomischeres Laufen zu lernen.

- Sprinten Sie auf der Stelle, wobei Sie den Fuß zuerst mit dem Ballen aufsetzen und nur in der Stützphase kurz die Fersen absetzen. Wichtig ist die Streckbewegung des Fußes beim Abdrücken und die Schnelligkeit des Abdrucks.
- Achten Sie darauf, den Fuß mithilfe der Wade bewusst zu strecken und das Knie dabei nach vorn zu schieben.
- Der Rücken bleibt gerade, die Hüfte gestreckt. Der Bauchnabel ist zur Wirbelsäule gezogen, der Bauch angespannt.
- Ziehen Sie die Knie möglichst bis auf Hüfthöhe hoch und laufen Sie mit aktivem Armeinsatz auf der Stelle. (2)

Schwerere Variante

- Versuchen Sie, sich nur mit den Fußballen so schnell wie möglich abzudrücken und außerdem die Knie bis über die Waagerechte zu heben.

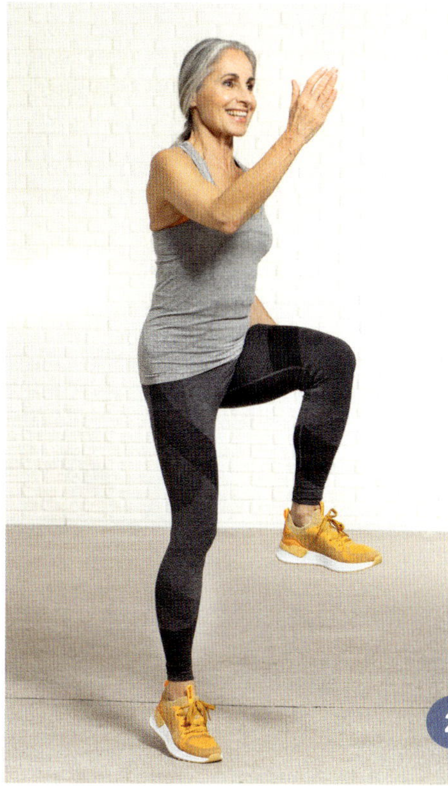

2

AKTIVE PAUSE

Achten Sie auf die angegebenen Erholungsphasen zwischen den einzelnen Übungen und Runden. Gehen Sie umher, schütteln Sie Arme und Beine aus. Bitte nicht hinsetzen! Atmen Sie ruhig und versuchen Sie Ihre Herzfrequenz zu normalisieren. Warten Sie nicht, bis der Durst kommt. Trinken Sie in kleinen Schlucken.

LIEGESTÜTZ

Die Bewegung kräftigt Schulter-, Brust- und Armstreckmuskulatur. Aber auch die Haltekraft der Rücken- und Bauchmuskeln ist gefordert. Wir beginnen mit der leichtesten Variante, die insbesondere von vielen Frauen bevorzugt wird.

- Vierfüßlerstand einnehmen, achten Sie darauf, dass sich Ihre Handgelenke senkrecht unter den Schultergelenken befinden. Ellbogen nicht ganz durchdrücken.
- Strecken Sie die Beine nun so aus, dass sie im Kniegelenk um ungefähr 35 Grad gebeugt sind und Ihr Becken leicht nach vorn geneigt ist.
- Bauch-, Beckenboden- und Rückenmuskeln leicht anspannen. Kopf in Verlängerung der Wirbelsäule halten und den Blick zum Boden richten. Die Fingerspitzen leicht nach innen drehen. (1)
- Beugen Sie die Arme langsam, bis Ihr Kinn den Boden fast berührt. (2)
- In einer fließenden Bewegung wieder zurück in die Ausgangsstellung. Um ein Hohlkreuz zu vermeiden, spannen Sie permanent Gesäß und Bauch an.
- Wenn Sie es sich vor allem am Anfang noch leichter machen wollen, stützen Sie die Hände auf einer Erhöhung ab – auf einem Bänkchen zum Beispiel.

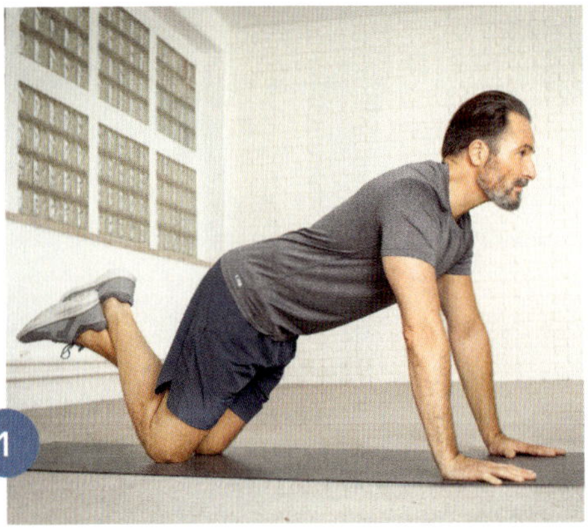

1

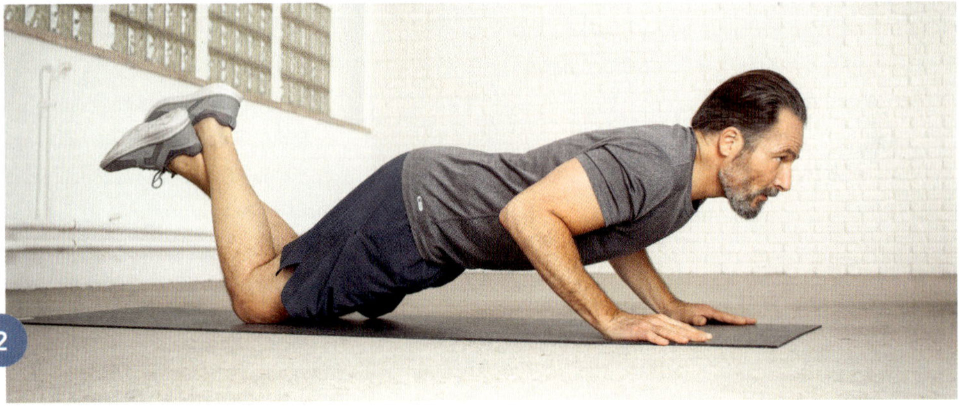

2

Schwerere Variante: Klassischer Liegestütz

- Aus dem Vierfüßlerstand die Hände schulterbreit aufstellen, auf die Zehenspitzen kommen und den Körper zu einer stabilen Geraden spannen. Beine, Gesäß, Rücken und Kopf bilden eine Gerade.
- Je enger die Füße zusammenstehen, desto instabiler die Position, dadurch wird Ihre Core-Muskulatur gefordert.
- Spannung im gesamten Körper aufbauen, auch Becken und Po bewusst anspannen. Den Kopf in Verlängerung der Wirbelsäule halten, nicht hängen lassen. Den Blick zum Boden richten.
- Beugen Sie die Arme langsam, bis Ihr Oberkörper den Boden fast berührt. (3) Durchhängen in der Bauchpartie bedeutet eine unnötige Last auf den Rücken. Halten Sie die Rumpfspannung.
- Anschließend zurück in die Ausgangsstellung. Gesäß und Bauch sollten permanent angespannt werden.

Noch schwerere Varianten

- Variieren Sie die Übung, indem Sie jeweils eine Hand auf einen Bücherstapel oder noch schwerer auf einen Ball stützen. So wird die jeweilige Körperseite noch intensiver gefordert und Ihre Koordination gefördert. (4) Nachher Seite wechseln.
- Variieren Sie zusätzlich die Handposition von mehr als schulterbreit bis so eng, dass sich die Daumen berühren. Während die weite Handstellung die Aktivität der Brustmuskulatur betont, werden bei einer engen vor allem die Armstrecker trainiert.
- Für die Powervariante halten Sie ein Bein die ganze Zeit über gestreckt in der Luft.

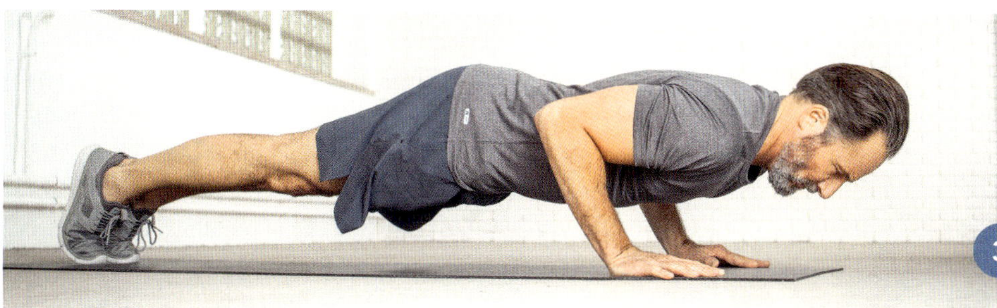

3

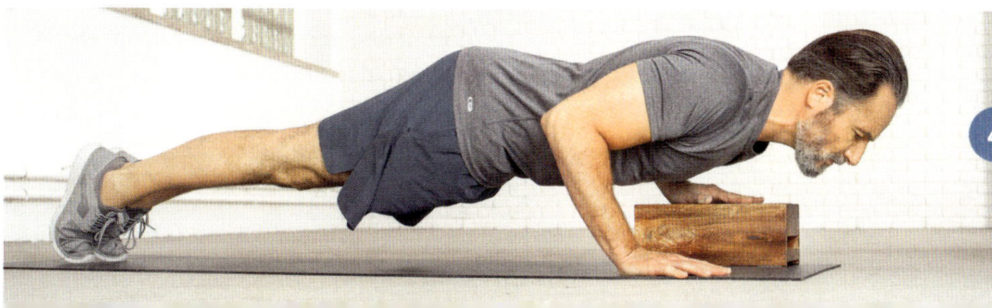

4

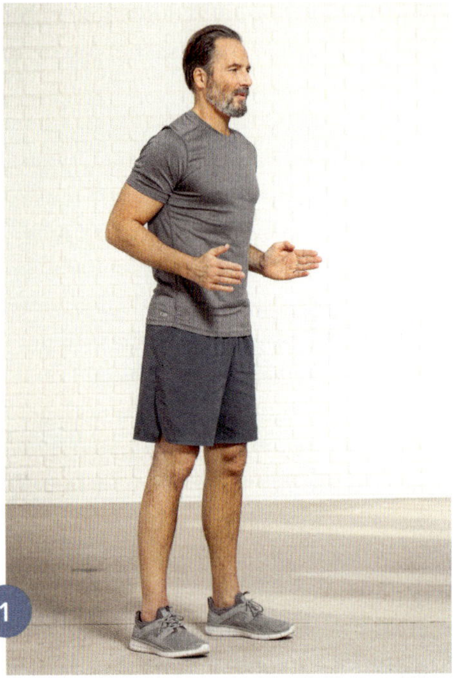

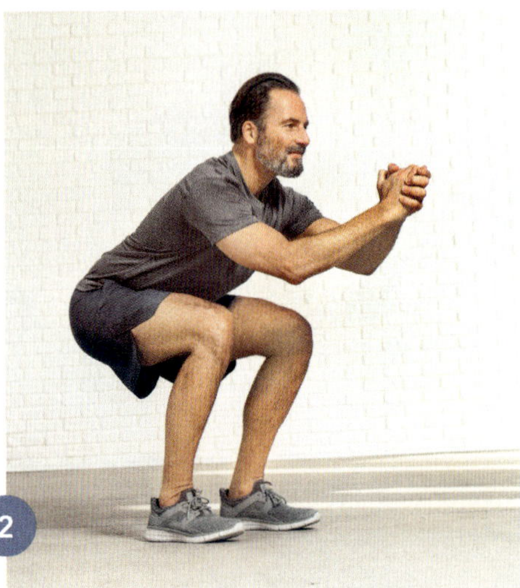

SQUATS

Die Kniebeuge kräftigt vor allem die Oberschenkelmuskeln. Daneben profitieren die Muskeln des Pos und des unteren Rückens.

- Die Füße stehen parallel etwas mehr als hüftweit auseinander. Das gesamte Körpergewicht ruht auf den Fersen. Drehen Sie die Füße ein paar Grad nach außen.
- Versuchen Sie testweise, für einen Moment die Zehen vom Boden zu lösen.
- Halten Sie den Rücken gerade – kein Rundrücken! (1) Die Arme sind seitlich am Körper oder Sie halten sich an einer Stuhllehne fest, um das Gleichgewicht zu halten.
- Kniegelenke minimal beugen, Spannung in den Oberschenkeln aufbauen.
- Schieben Sie mit dem Einatmen Ihr Gesäß so weit nach hinten, bis Sie die Spannung im Oberschenkel spüren. Idealerweise gehen Sie mit dem Gesäß bis unter die Knie, Fersen bleiben am Boden. Den Oberkörper leicht nach vorn neigen. Die Arme gleichzeitig kraftvoll auf Schulterhöhe nach vorn führen. Ihre Wirbelsäule bleibt gerade, der Blick geht geradeaus. (2)
- Position kurz halten, dann wieder aufrichten. Die Knie dabei parallel und das Brustbein aufgerichtet halten. Die Kniegelenke bleiben hinter den Fußspitzen. Die Bauchmuskeln bleiben angespannt. Die Arme gleichzeitig neben den Körper absenken.
- Wiederholen Sie die Bewegung, während Sie gleichmäßig atmen: abwärts ein, mit der Aufwärtsbewegung aus.

Schwerere Varianten

- Strecken Sie die Arme während der Abwärtsbewegung nach oben. (3)
- Führen Sie die Übung auf einem Bein aus. Verlagern Sie das Gewicht auf das rechte Bein, heben Sie den linken Fuß und strecken Sie das linke Bein vor dem Körper aus. Langsam nach hinten gehen, als wollten Sie sich setzen. So weit absenken, bis der Oberschenkel mindestens parallel zum Boden ist. (4) Wieder aufrichten. Der Oberkörper wandert dabei mit gestreckten Armen nach vorn. Die Ferse bleibt die ganze Zeit am Boden.
- Nach einigen Wiederholungen zur anderen Seite üben.

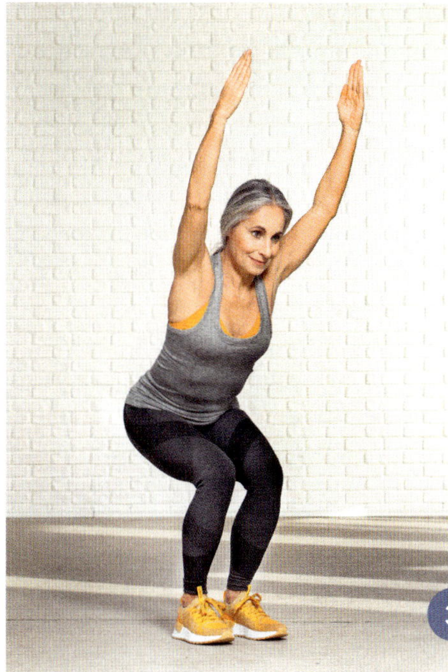

3

TRAINIEREN SIE HART GENUG?

Woher Sie wissen, dass Sie sich genügend anstrengen? Wenn Sie während des Trainings angesprochen werden, sollten Sie, nachdem Sie Luft geholt haben, kurz antworten können. Wenn Sie eine ganze Unterhaltung führen könnten, sollten Sie die Intensität steigern. Auf einer Skala von 1 bis 10 – wobei 10 das absolut Äußerste ist, was Ihr Körper leisten kann – sollten Sie sich in den kurzen Phasen des Trainings bis Stufe 8 und als erfahrener Sportler bis Stufe 9 fordern.

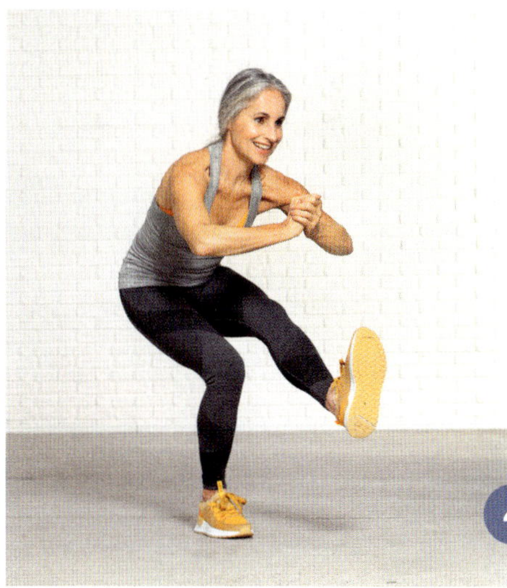

4

PLANK

Dies ist eine grundlegende Core-Stabilitätsübung, bei der primär die gerade und die schräge Bauchmuskulatur trainiert wird. Sekundär werden auch der gerade Oberschenkel und der große Gesäßmuskel gefordert. Wenn Sie diese Übung beherrschen, können Sie viele andere Bewegungen sicher ausführen, die darauf aufbauen.

- Gehen Sie in die Unterarmstütz-Position: Ihr Körpergewicht ruht auf den Unterarmen, die Ellbogen sind unter den Schultern. Ihr Körper bildet von den Schultern bis hinunter zu den Füßen eine Linie. Die Nase zeigt nach unten.
- Füße und Ellbogen stehen gleich weit auseinander. Drücken Sie Ihr Gesäß nicht zu weit nach oben.
- Ziehen Sie sich bewusst in die Länge, indem Sie die Fersen leicht nach hinten drücken und den Kopf nach vorn strecken.
- Die Schulterblätter werden zusammengezogen, dabei bleiben die Schultern immer weit von den Ohren entfernt. Fokussieren Sie sich darauf, den Bauchnabel in Richtung Wirbelsäule einzuziehen. (1)
- Halten Sie diese Position ein Intervall lang und tippen Sie dabei abwechselnd mal mit dem linken, mal mit dem rechten Knie auf den Boden. (2) Das Gesäß bleibt angespannt, damit der Körper nicht durchhängt.
- Gleichmäßig atmen.

Schwerere Varianten

- Schieben Sie in der Stützposition den gesamten Körper von den Fußballen aus

1

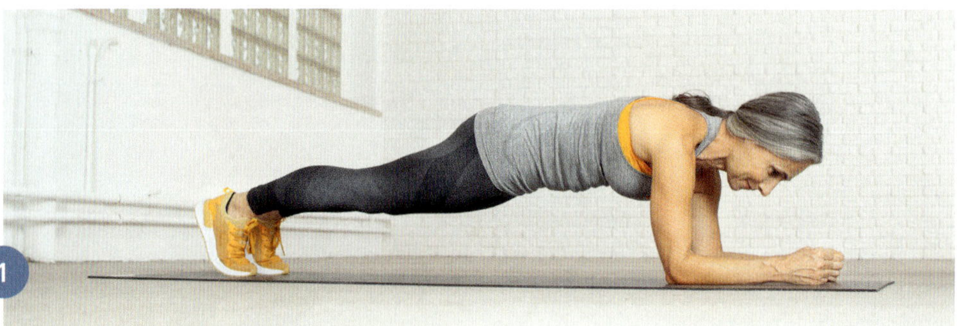

2

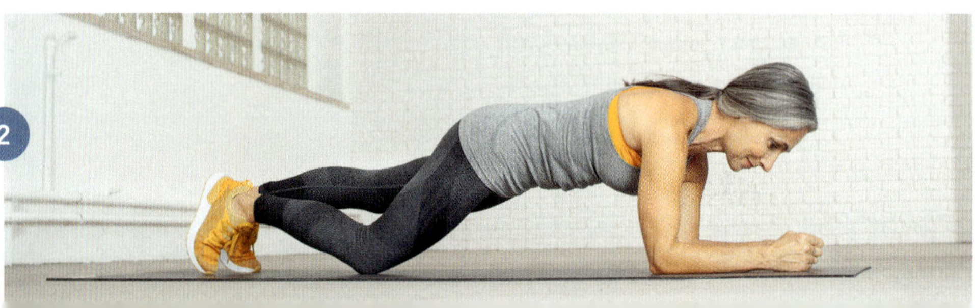

nach vorn. Wenn Sie sich schon fit genug fühlen, können Sie ein Bein 90 Grad anwinkeln und das Knie langsam Richtung Decke heben, ohne dabei die Hüfte nach außen zu drehen. (3)

- Oder Sie heben einen Arm und führen eine gerade Boxbewegung nach vorn aus: in Schulterhöhe. In die Ausgangsbewegung zurückkehren und mit dem anderen Arm nach vorn boxen.
- Sie können auch aus dem Unterarmstütz den linken Arm und gleichzeitig das rechten Bein gestreckt anheben. (4) Diese Position für etwa 10 Sekunden halten. Arm und Fuß absetzen, eine kurze Pause einlegen und anschließend die Seite wechseln. Wenn Sie anfangen zu kippeln, nehmen Sie besser die Intensität zurück.

CORE-TRAINING

»Core« heißt »Kern« und meint die tiefliegende Muskulatur des Rumpfes. Nur wenn das Körperzentrum eine starke Basis darstellt, gelingen Bewegungen im Alltag beschwerdefrei und effektiv. Der Unterarmstütz ist eine der besten Übungen für die tiefliegenden Rumpfmuskeln, die Bauch, Taille und Becken wie ein Korsett umschließen und letztlich den begehrten flachen Bauch bringen. Bei dynamischen Stabilisationsübungen werden Arme und Beine in Bewegung gebracht, der Rumpf bleibt aber still. Das verlangt Höchstleistungen von der gesamten Rumpfmuskulatur.

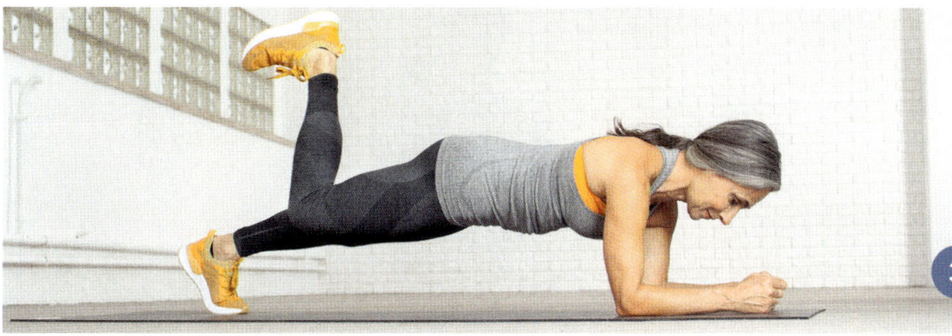

3

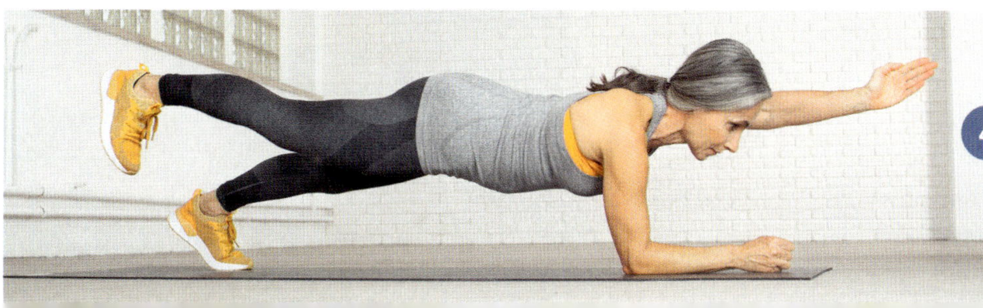

4

LUNGES

Ein Klassiker mit enormer Wirkung. Hier lernen Sie ein grundlegendes Bewegungsmuster für spätere schwierigere und insbesondere einbeinige Kraftübungen. Lunges stärken besonders Ihre Oberschenkelvorder- und -rückseite sowie Ihre Gesäßmuskulatur. Ab sofort ein absolutes Muss, wenn es darum geht, die Beine zu trainieren.

- Stellen Sie sich zum Start aufrecht und etwa hüftbreit hin. Hände in die Hüften, Blick vorn. Wenn Sie sich damit anfangs wohler fühlen, halten Sie sich an einer Stuhllehne oder einem Türrahmen fest.
- Führen Sie nun einen großen Ausfallschritt mit dem linken Bein aus: Setzen Sie den Fuß weit nach vorn. Senken Sie Ihren Körper so tief Sie können. Das rechte Knie berührt idealerweise fast den Boden, das linke Knie ist um 90 Grad gebeugt.
- Der untere Rücken bleibt gerade, der Oberkörper ist so aufrecht wie möglich. Das Knie des vorderen Beins bleibt stets hinter der Fußspitze. (1)
- Kurz halten, dann mit der Kraft der Oberschenkel- und Gesäßmuskulatur in die Ausgangsposition zurückgehen. Der gesamte linke Fuß hat Kontakt zum Boden. Über die vordere Ferse nach oben drücken, Po fest anspannen.
- Die Wiederholungen mit beiden Beinen im Wechsel ausführen.

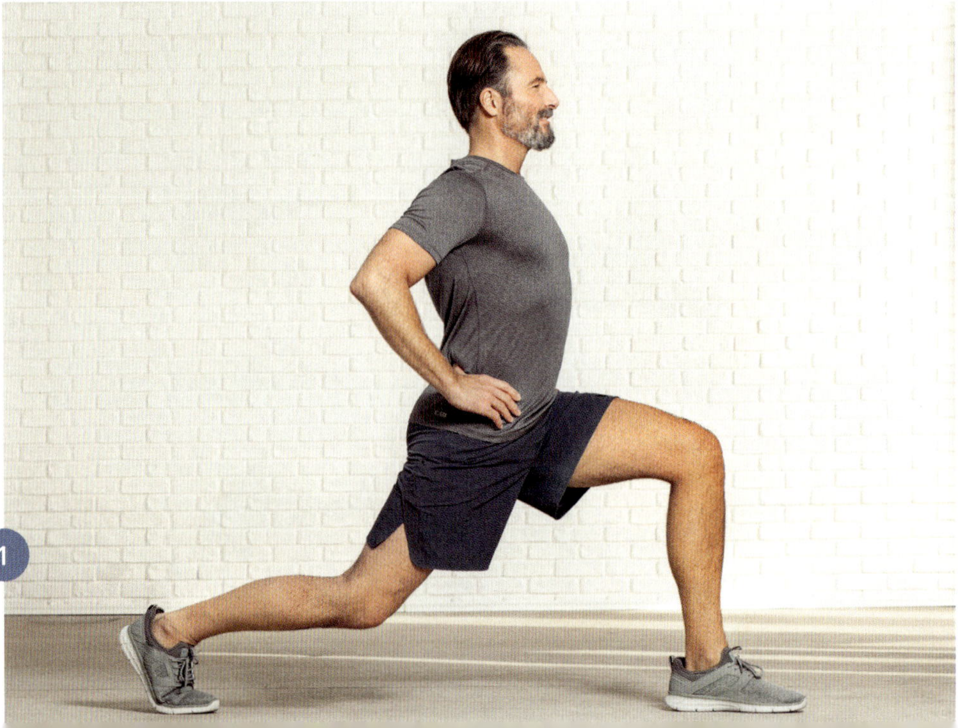
1

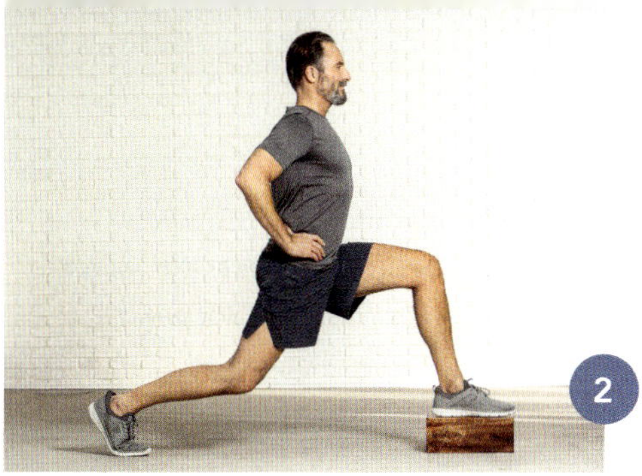

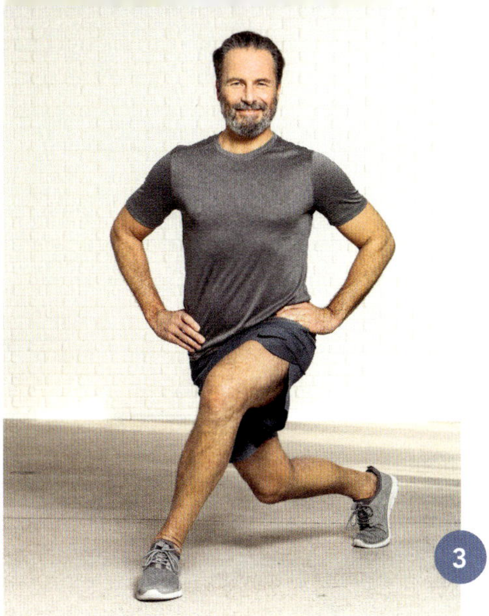

Schwerere Varianten

- Führen Sie die Ausfallschritte gehend aus. Nachdem das jeweils hintere Bein abgesenkt wurde, beginnt direkt die nächste Wiederholung, indem Sie in einem Zug einen großen Schritt nach vorn machen.
- Alternativ können Sie den vorderen Fuß auf eine Erhöhung absetzen, eine Treppenstufe etwa oder einen Tritt. (2) Diese Variante trainiert Ihren Po ausgezeichnet.
- Sie wollen mehr? Dann machen Sie den umgekehrten Ausfallschritt: Stellen Sie dafür den rechten Fuß hinter den Körper und drücken Sie sich über den linken Fuß in den Stand. Heben Sie das rechte Knie am Ende der Wiederholung bis auf Hüfthöhe.
- Oder Sie platzieren Ihr Bein seitlich versetzt, diagonal vorm Oberkörper. Der Rumpf bleibt in der Mitte zentriert. (3)

GUT ZU WISSEN

Unsere Muskeln sind wahre Experten. Sie haben sich auf zwei Arten von Arbeit spezialisiert: Entweder leisten sie dynamisch Bewegungsarbeit oder statisch Haltearbeit. Die dynamische Arbeitsweise ist konzentrisch oder exzentrisch. Konzentrische Bewegungen sind diejenigen, bei denen es einen Widerstand zu überwinden gilt. Wenn Sie sich aus dem Lunge nach oben drücken, dann leisten die Oberschenkelmuskeln konzentrische Arbeit. In der exzentrischen Bewegungsphase hingegen geben Sie dem Widerstand nach, das Gewicht wird heruntergelassen, Sie senken Ihren Körper ab und die Muskeln erreichen wieder ihre volle Länge. Ein ausgewogenes Grundlagentraining, das die Muskeln konzentrisch und exzentrisch belastet, ist das Beste für Ihre muskuläre Fitness. Genau so werden sie im täglichen Leben, bei der Arbeit und in allen anderen Sportarten nämlich gebraucht.

SIDE PLANK

Eine Spitzenübung für eine perfekte Taille und einen starken Rücken: Sie kräftigt die seitlichen Bauchmuskeln und stabilisiert so den Rumpf. Außerdem werden die Adduktoren und damit die Beininnenseiten intensiv belastet. Führen Sie diese Übung nicht durch, wenn Sie unter Schulterbeschwerden oder -schmerzen leiden.

- Stützen Sie Ihren Oberkörper in der Seitlage auf den linken Unterarm. Die Knie sind angewinkelt. Die Fingerspitzen zeigen nach vorn, der Ellbogen befindet sich unterhalb des Schultergelenks. Die rechte Hand legen Sie auf der Hüfte auf. (1)
- Heben Sie nun das Becken an, bis der ganze Körper eine Linie bildet und nur noch der linke Unterarm und der Unterschenkel den Boden berühren.
- Der Körper bildet eine Linie: Knie, Hüfte, Schulter. Spannen Sie den Bauch an, dabei ruhig weiteratmen und den Bauchnabel bei jeder Einatmung aktiv in Richtung Wirbelsäule ziehen.

1

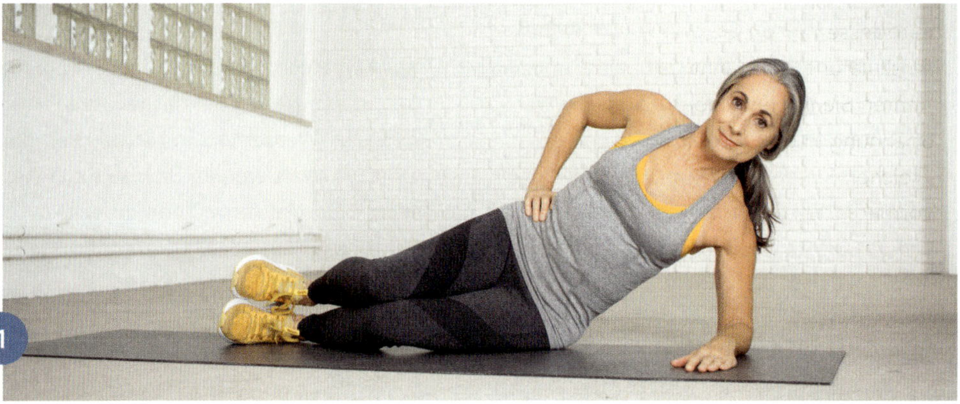

2

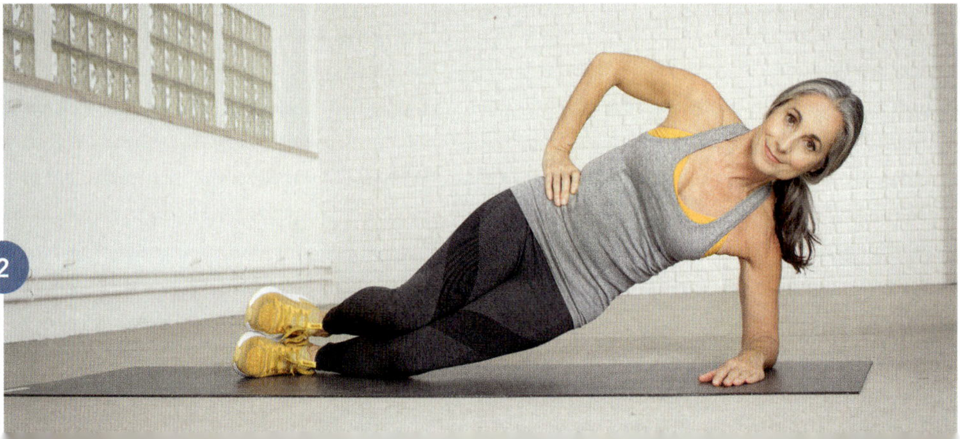

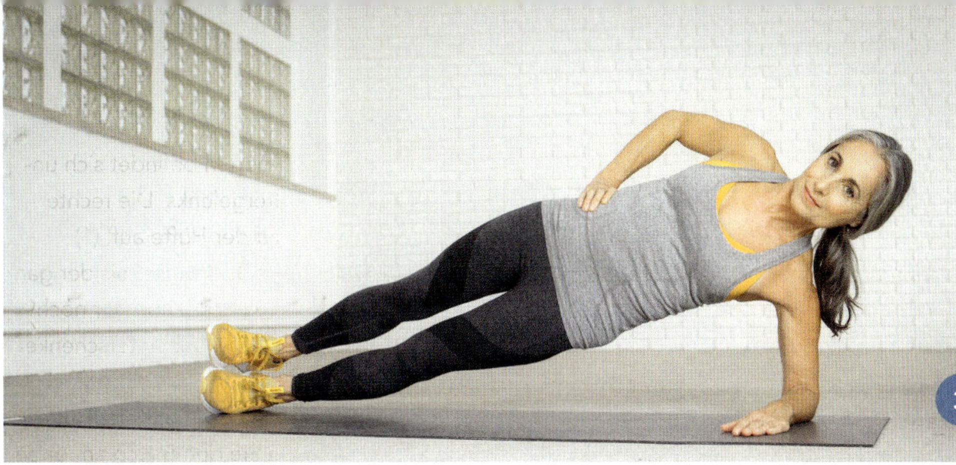

3

- Aus dieser Ausgangsstellung drücken Sie nun das Becken so weit wie möglich in Richtung Decke. Der Bauch bleibt währenddessen eingezogen und Ihre Gesäßmuskulatur angespannt. (2)
- Kehren Sie immer wieder langsam und mit Spannung in die Ausgangsposition zurück. Weichen Sie mit der Hüfte weder nach vorn noch nach hinten aus.

TRAINING IST WILLENSSACHE

Ihr Workout beginnt jedes Mal neu im Kopf. Daher ist besonders zu Beginn die richtige Einstellung entscheidend. Ihr oberstes Ziel sollte es sein, das Training zu einer festen und nie infrage stehenden Gewohnheit in Ihrem Leben zu machen.

Schwerere Varianten

- Strecken Sie in der Ausgangsposition die Beine. Wenn Sie das Becken dann anheben, berühren nur noch Fußaußenkante und Unterarm den Boden. (3)
- Stützen Sie sich auf dem gestreckten Arm ab statt auf dem Ellbogen.
- Spreizen Sie das obere Bein ab, auch das macht es anspruchsvoller.
- Oder Sie heben gleichzeitig das obere Bein und den oberen Arm vom Körper ab. (4) Diese Variante ist aber nur für Hartgesottene zu empfehlen.

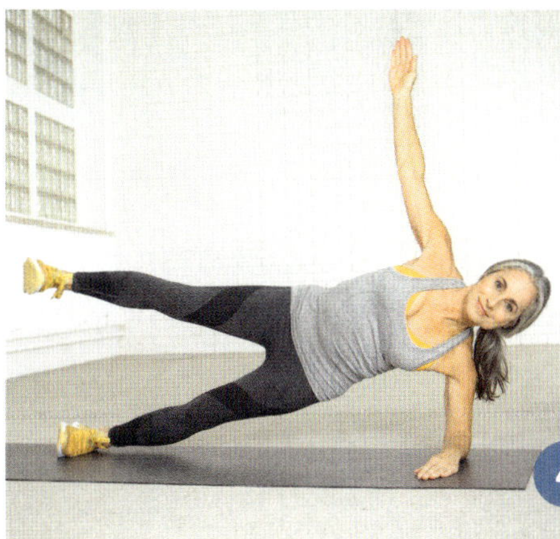

4

CALM-DOWN

Geschafft. Ihr Muskelkraft-Zirkel ist vollendet. Nun fahren Sie langsam wieder runter und dehnen zum Abschluss die gerade trainierte Muskulatur.

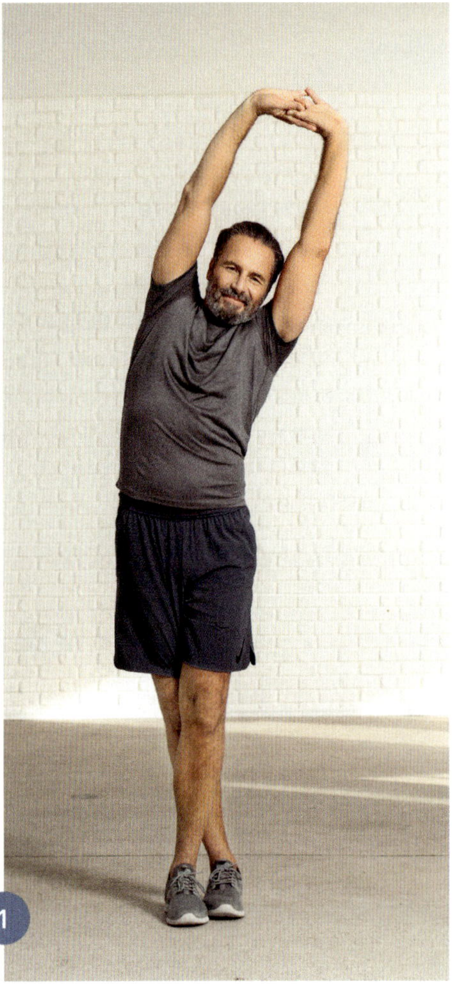

1

SEITNEIGE

Eine angenehme Dehnung der Rücken- und Rumpfmuskulatur.

- Im aufrechten Stand überkreuzen Sie die Beine, das linke kommt vor das rechte. Die Arme sind über Kopf ausgestreckt und die Hände so verschränkt, dass die Handflächen nach oben zeigen.
- Neigen Sie jetzt den Oberkörper langsam nach links. Nicht nach vorn! Werden Sie ganz lang. So weit, bis die Spannung in der rechten Rumpfmuskulatur deutlich zu spüren ist. (1)
- Das Becken nicht zur Seite ausweichen lassen und die Schultern nicht hochziehen.
- Verweilen Sie ein paar Atemzüge in dieser Haltung. Anschließend geht's zurück in die Ausgangsposition.
- Nun das rechte Bein vor das linke stellen und den Oberkörper nach rechts neigen.
- Schließen Sie die Augen und spüren Sie, wie sich Ihr Körper in der Dehnung anfühlt. Fortgeschrittene schwingen aus der Endposition vorsichtig 3- bis 4-mal nach.

KNIEDREH

Hiermit erreichen Sie eine Dehnung der seitlichen Rumpfmuskulatur und eine verbesserte Rotationsfähigkeit der Wirbelsäule.

- Legen Sie sich entspannt auf den Rücken, beide Arme sind auf Schulterhöhe seitlich ausgestreckt, die Handflächen zeigen nach oben. Ihre Füße sind aufgestellt, die Knie recht nah beieinander. (2)
- Atmen Sie tief ein und lassen Sie beim Ausatmen beide Knie behutsam zu einer Seite sinken und drehen Sie den Kopf gleichzeitig zur anderen Seite. Den Brustkorb aufrichten und so weit drehen, wie es angenehm ist. Schultern und Knie sinken sanft Richtung Boden. (3)
- Die Position halten. Versuchen Sie, bewusst und tief in die gedehnte Körperseite hineinzuatmen.
- Kommen Sie langsam in die Ausgangsposition zurück und dehnen Sie dann ebenso zur anderen Seite.

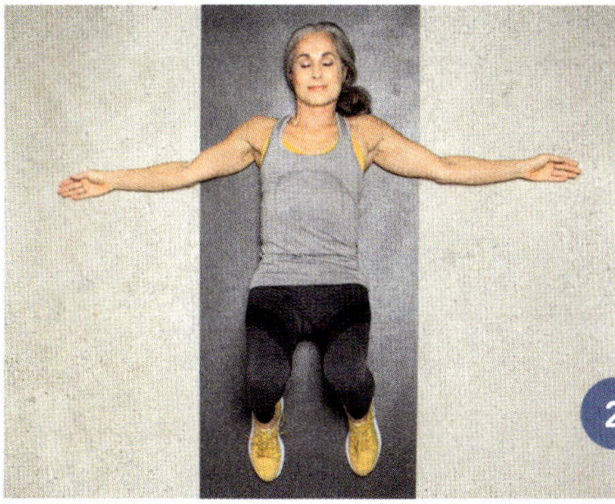

2

Schwerere Varianten

- Die Übung wird noch anspruchsvoller, wenn Sie einen Tennisball zwischen Ihre Knie klemmen. So halten Sie das Becken gerade und der Rückenmuskel wird stärker gedehnt.
- Oder Sie strecken aus der Ausgangsposition ein Bein aus, ziehen das andere gebeugt zum Oberkörper und drehen Becken und Knie dann zum Boden. (4)

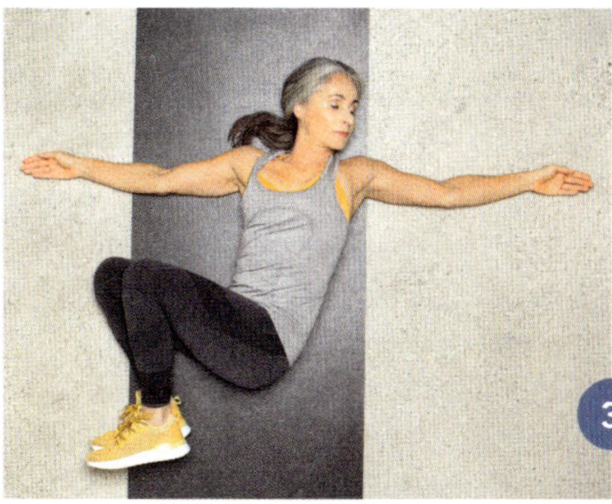

3

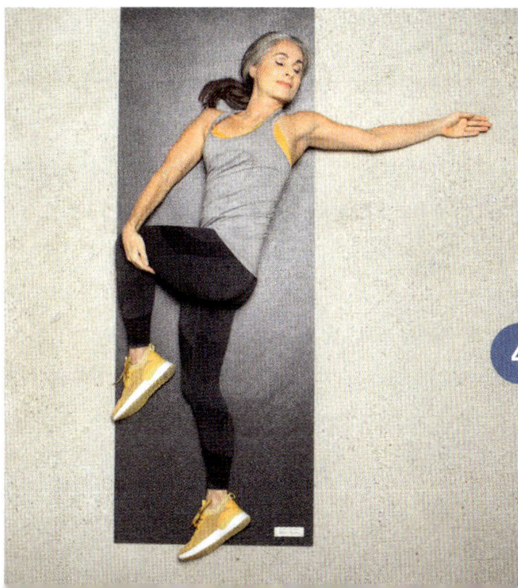

4

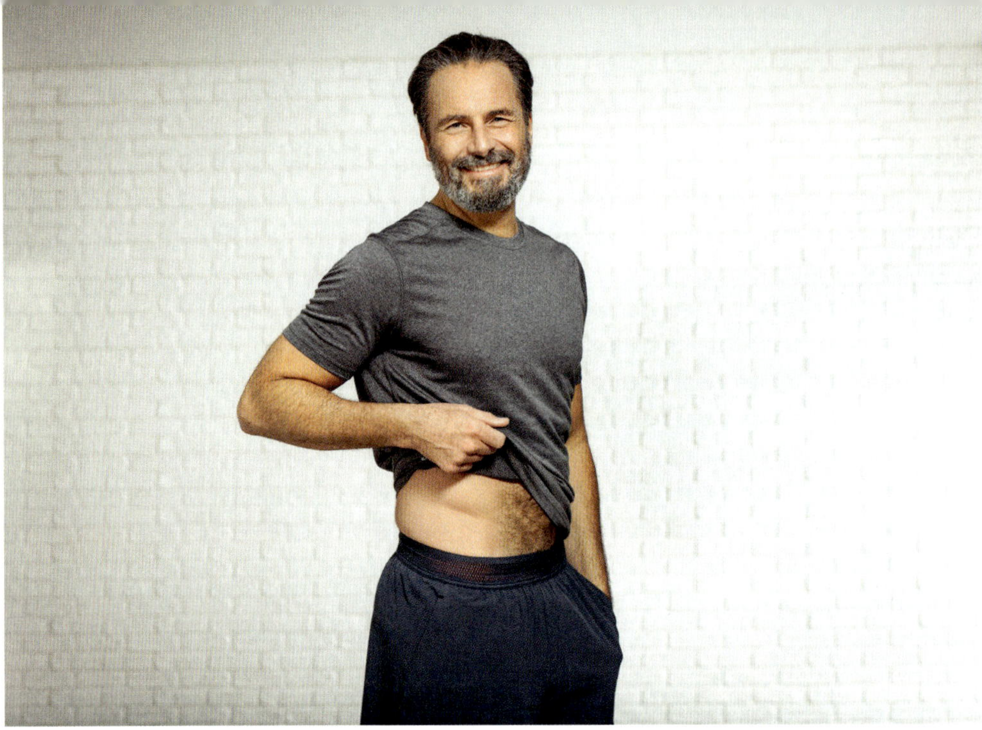

AUSBAU DER ERFOLGE: DIE MONATE 3 UND 4

Dieses Zirkeltraining wird sicher kein Spaziergang – aber Sie sind ja bereits geübt und die Resultate werden für sich sprechen. Ein effizienter Zirkel sollte stets Übungen enthalten, die mehrere Muskelgruppen auf einmal beanspruchen. Daher arbeiten wir mit Burpees, Crunch- und Stützvarianten. So trainieren Sie die Hauptmuskelgruppen und zugleich auch noch Ihre Ausdauer.

Beginnen Sie wieder mit dem Warm-up ab Seite 40. Falls Sie nicht alle acht der folgenden Übungen schaffen, konzentrieren Sie sich bei den Workouts auf die ersten sechs und machen dann das Calm-down. Und sollten Sie merken, dass Sie sich übernehmen, können Sie problemlos auch zurück zu den Übungen aus Phase eins gehen und noch ein paar Wochen dranhängen.

IHR WORKOUT-PLAN

Machen wir es kurz und knackig: So sehen Ihre nächsten Wochen aus. Jetzt ist übrigens ein guter Zeitpunkt, um Ihr Fitnessalter erneut zu testen. Blättern Sie dazu einfach noch einmal zurück auf Seite 24 und freuen Sie sich auf Ihre Fitnesslorbeeren als Motivation für die nächste Runde.

- Level 1 – Sie sind aktuell biologisch älter als kalendarisch: 20 Sekunden Belastung, dann 20 Sekunden Pause, zwei Runden.
- Level 2 – kalendarisches und biologisches Alter stimmen überein: pro Übung 30 Sekunden Belastung, dann 20 Sekunden Pause, zwei bis drei Runden.
- Level 3 – Sie sind biologisch jünger als kalendarisch: 30 Sekunden lang Belastung, dann 10 bis 15 Sekunden Pause, insgesamt drei Runden.

Wieder gilt: Absolvieren Sie alle Übungen als Zirkel und machen Sie nach jeder Runde eineinhalb Minute Pause. Geben Sie während der Belastungsphase Vollgas und versuchen Sie, die Runden durchzupowern. Ab dieser Stufe werden neben schwereren manchmal auch leichtere Übungsvarianten angegeben, sodass Sie die Aufgabe an Ihre momentane Leistungsfähigkeit anpassen können. Auf jedem Level stehen drei Trainingstage pro Woche auf dem Programm.

ERHOLUNG MUSS SEIN

Pausentage sind weiterhin wichtig! Erholung ist ein integraler Bestandteil Ihres Trainings. Sie können nur 200 Prozent geben, wenn sich Ihr Körper ausreichend regeneriert hat. Trainieren Sie nie an zwei aufeinanderfolgenden Tagen. Die Erholungsphasen sind entscheidend für den Trainingsfortschritt. Nutzen Sie die Pausen dafür, einmal etwas Neues zu probieren oder sich als Belohnung für Ihre bisherigen Fortschritte mit einem Spazier- oder Saunagang etwas Gutes zu tun.

BAUCHSCHMERZEN

Sollten Sie nach den ersten Trainingseinheiten einen Muskelkater in der Bauchregion spüren, ist das normal. Wenn der Muskelkater aber so stark ist, dass Sie nicht trainieren können, haben Sie es übertrieben. Schalten Sie etwas runter. Werden die Beschwerden chronisch und plagen Sie noch drei Tage nach dem Training, untersuchen Sie noch einmal, wie Sie üben. Vielleicht führen Sie bestimmte Bewegungen nicht korrekt aus und Ihr Körper reagiert darauf mit den Beschwerden. Um intensiv zu trainieren, müssen Sie teilweise das schmerzhafte Empfinden erschöpfter Muskeln aushalten. Doch Beschwerden in der Wirbelsäule, ein stechender Schmerz oder Krämpfe sind eindeutig Warnsignale. Arbeiten Sie niemals dagegen an und suchen Sie sich, wenn nötig, Hilfe von einem Arzt oder einem Trainer.

MUSKELAUFBAU STUFE 2

vorher: Warm-up
nachher: Calm-down
immer: AMRAP –
as many reps as possible

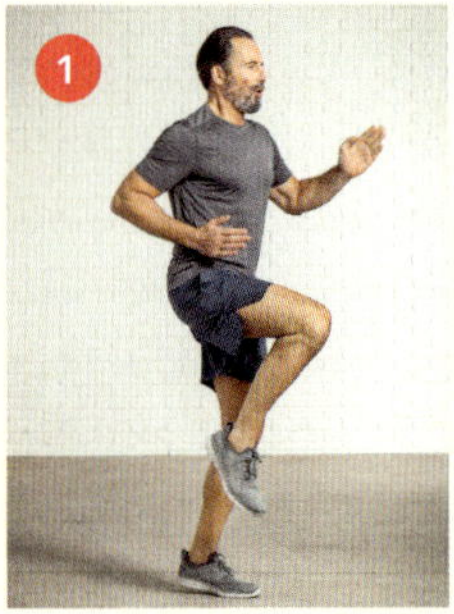

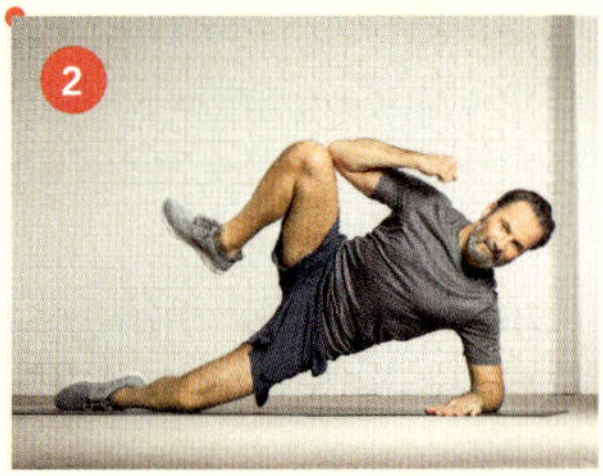

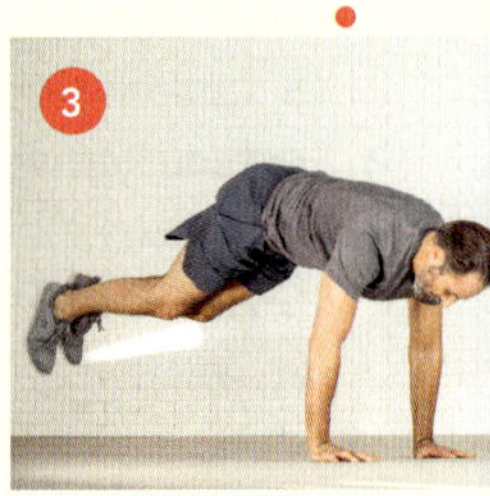

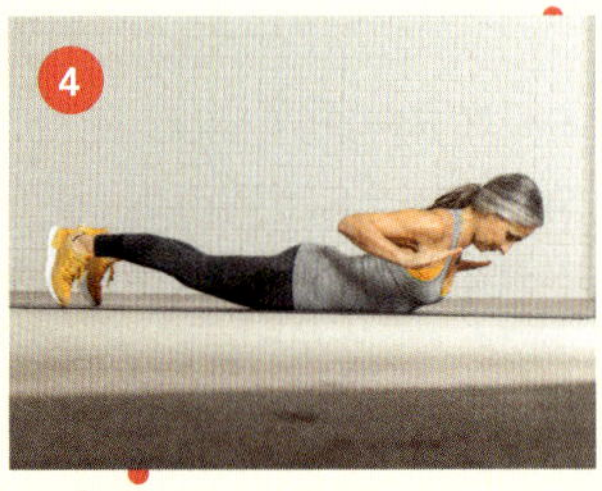

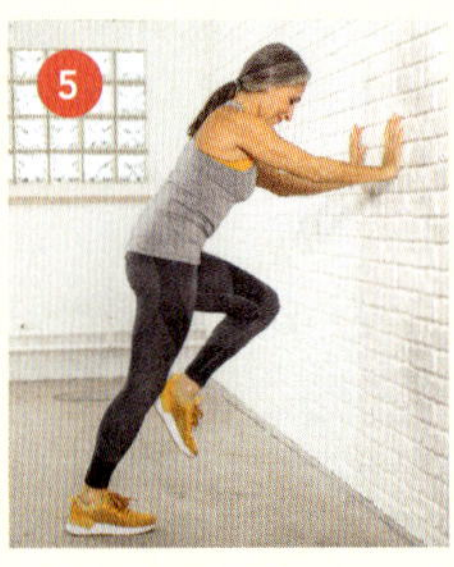

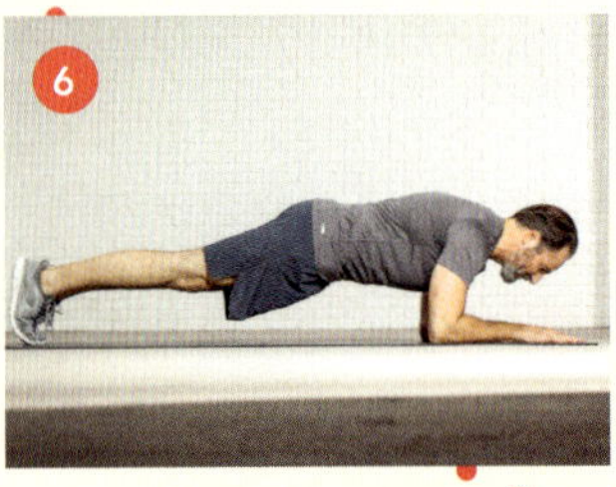

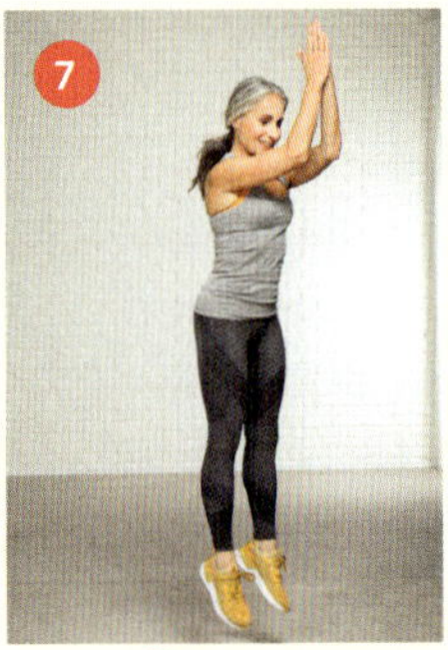

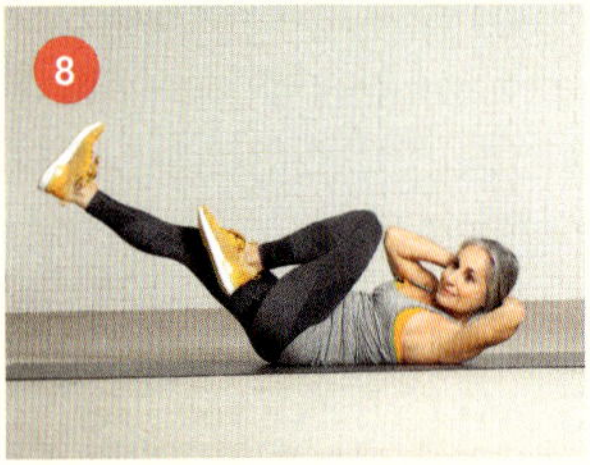

MUSKELAUFBAU STUFE 2

In den kommenden Wochen werden Sie von dem profitieren, was Sie an Kraft und Koordination bereits in den ersten zwei Monaten Training aufgebaut haben. Studieren Sie die Abläufe sorgfältig ein – und dann: Vollgas! Allerdings immer erst nach dem Warm-up.

DRIBBLING

Neben der Steigerung der Leistungsfähigkeit Ihres Herz-Kreislauf-Systems ist die Übung ideal, um Koordination und Schnelligkeit zu schulen. Für viele Sportler stellt das Dribbling eine Basisübung dar.

- Sie stehen aufrecht, die Füße sind eng zusammen und Sie gehen leicht in die Knie.
- Die Schultern bleiben tief. Den Oberkörper leicht nach vorn lehnen, den Po etwas nach hinten schieben, den Bauch anspannen.
- Führen Sie nun so schnell wie möglich kleine Schritte aus, indem Sie die Füße abwechselnd anheben und direkt wieder absetzen. (1)
- Wichtig ist eine möglichst hohe Frequenz, um die Bodenkontaktzeit der Füße so kurz wie möglich zu halten.
- Stellen Sie sich vor, Sie laufen über eine am Boden liegende Leiter und Sie dürfen die Sprossen nicht berühren.
- Der Oberkörper bleibt ruhig.

Schwerere Variante

- Nach zehn kurzen Schritten zu zehn weiten Schritten übergehen: Füße weiter als hüftbreit öffnen. Dann wieder mit engen Schritten fortfahren und so weiter.

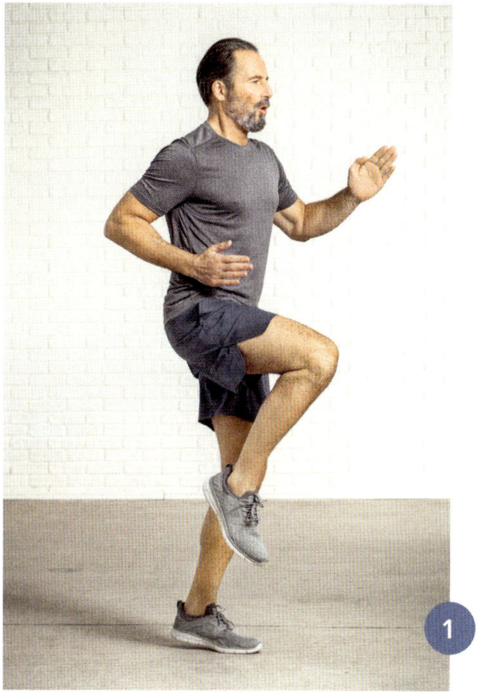

1

SIDE PLANK & CRUNCH

Sie trainieren die gerade gemeinsam mit der schrägen Bauchmuskulatur und den mittleren Gesäßmuskel. Auch die Abduktoren, die das Hüftgelenk schützen und Ihr Becken stabilisieren, werden gekräftigt.

- Sie liegen auf der linken Seite. Ihr Oberkörper und der Oberschenkel bilden eine Linie. Das untere Bein ist um etwa 90 Grad nach hinten angewinkelt.
- Auf dem linken Unterarm abstützen, der Ellbogen befindet sich direkt unter der Schulter. Den Oberkörper und die Hüfte von der Matte hochdrücken. Das Gewicht ruht nun nur noch auf dem Unterarm und dem Unterschenkel.
- Das rechte Bein nun parallel zum Boden und den rechten Arm senkrecht nach oben ausstrecken. Die Handfläche zeigt dabei nach vorn. (1)

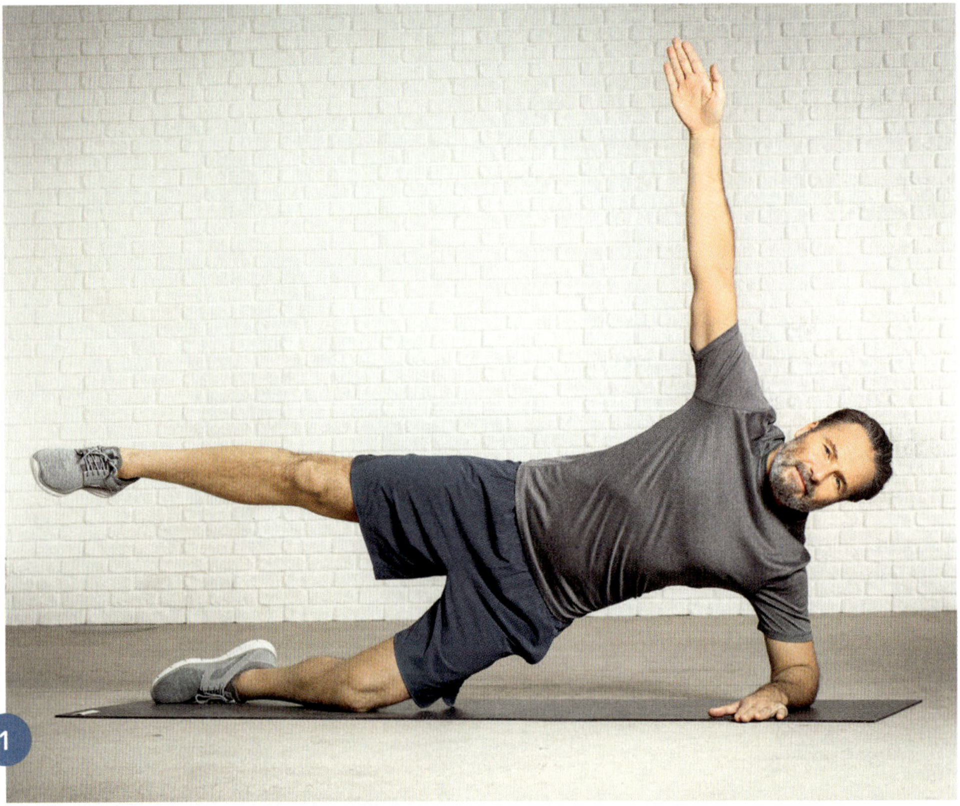

1

- Bewegen Sie jetzt den rechten Arm und das rechte Bein aufeinander zu. Führen Sie dazu das Knie in Richtung Körpermitte und ziehen Sie den Ellbogen kraftvoll zum rechten Knie. Die Hand ist zur Faust geballt. (2)
- Aus dieser Haltung zurück in die Startposition und den Ablauf wiederholen. Führen Sie die Bewegung flüssig und ohne Haltephasen aus.

Schwerere Varianten

- Stellen Sie die Fußkante des unteren Beins vor die des oberen, um das untere Bein anzuwinkeln und das Knie vor der Hüfte mit dem Ellbogen des oberen Arms zusammenzuführen. Auch hier nicht in der Hüfte absacken. (3)
- Oder Sie strecken auch das untere Bein. Zusätzlich können Sie sich auf dem gestreckten Arm abstützen.

DER MOTIVATIONS-TREIBSTOFF

Streichen Sie negative Gedanken nach dem Schema »Ich bin heute zu schlapp« oder »Das schaff ich nie« aus Ihrem Repertoire. Sämtliche körperlichen Abläufe sind eng mit dem verbunden, was sich in unserem Kopf abspielt. Gedanken steuern die Ausschüttung von Hormonen, die Stoffwechselaktivität, die Funktionen der Organe, Muskeln und Nerven. Setzen Sie daher Ihre mentale Kraft ein, um erfolgreich Ihr tägliches Programm zu absolvieren. Schon Marc Aurel wusste: Das Glück deines Lebens hängt von der Beschaffenheit deiner Gedanken ab.

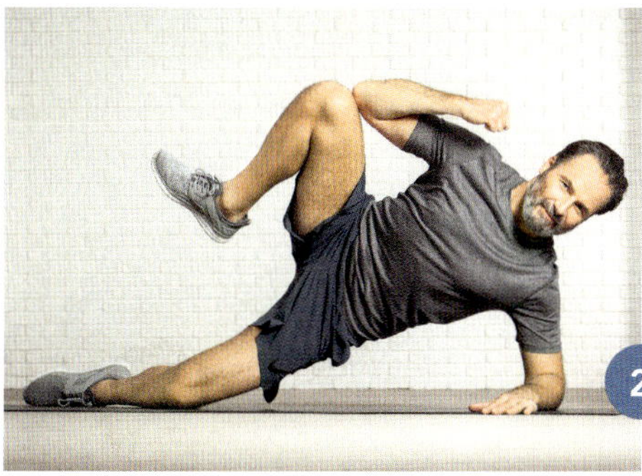

2

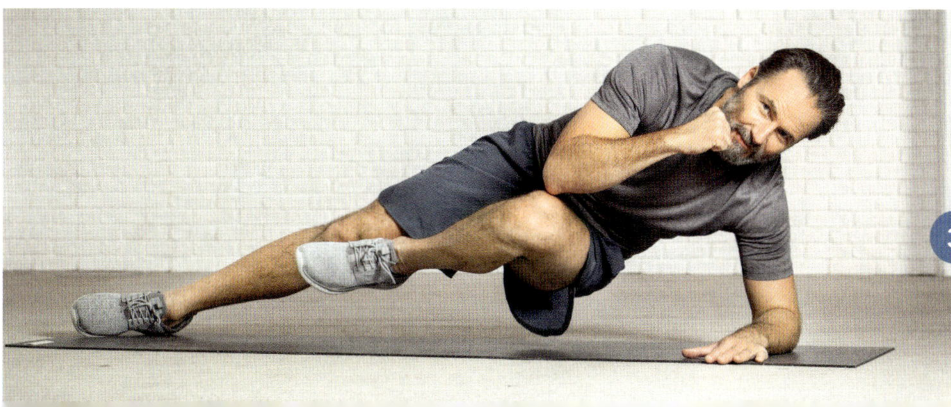

3

BURPEES

Der absolute All-in-one-Klassiker im Workout-Bereich. Ihre Kraftausdauer wird trainiert und das gesamte Herz-Kreislauf-System auf Hochtouren gebracht. Der fließende Bewegungsablauf bietet den perfekten Kardio- und Kraftmix. Er vereint Kniebeuge, Liegestütz sowie Strecksprünge. Steigen Sie bei dieser Powersequenz langsam ein und tasten Sie sich als Newcomer erst einmal an diesen Full-Body-Move heran.

- Stehen Sie aufrecht. Blick geradeaus, die Füße sind schulterbreit aufgestellt. (1)
- Jetzt gehen Sie in die Hocke und setzen die Hände unter den Schultern auf dem Boden ab. (2)
- Nun mit beiden Beinen gleichzeitig dynamisch nach hinten springen und in einer Liegestützposition mit kompletter Körperspannung landen. (3)
- Beugen Sie die Arme, senken Sie den Oberkörper langsam ab, bis Sie mit der Brust fast den Boden berühren. (4)
- Drücken Sie sich anschließend mit maximaler Geschwindigkeit wieder nach oben, ohne die Arme ganz durchzustrecken, und ziehen Sie so schnell wie möglich die Beine an. Sie kommen wieder in die Hocke. (5)
- Mit den Füßen abdrücken und in einer flüssigen Bewegung mit einem Strecksprung in die Luft springen. (6) Dazu beide Arme gestreckt mit nach oben führen. Kneifen Sie die Pobacken zusammen. So haben Sie deutlich mehr Halt und entwickeln beim Sprung mehr Explosivkraft.
- Sofort nach der Landung zur nächsten Runde ansetzen.
- Die Füße sind immer schulterbreit auseinander. Der Kopf ist die ganze Zeit aufrecht. Beim Sprung geht der Blick geradeaus.

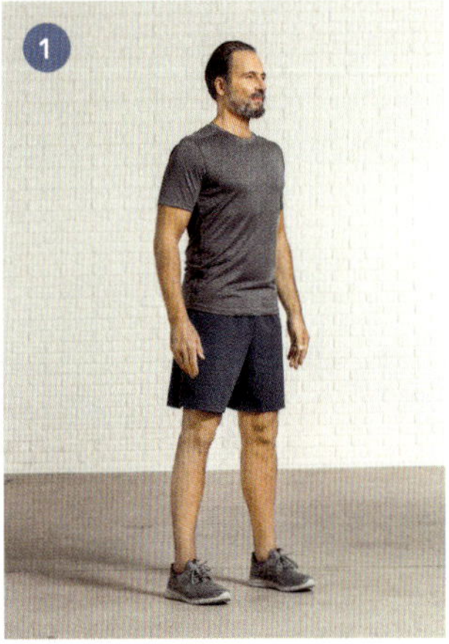

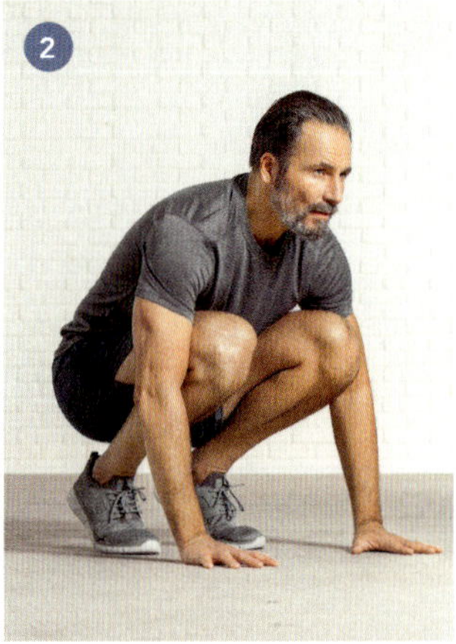

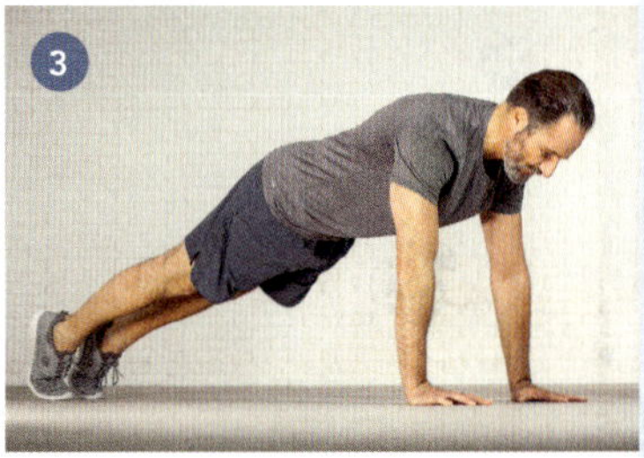

Schwerere Varianten

- Führen Sie anstelle des normalen Liegestütz einen Trizeps-Liegestütz aus, bei dem Sie die Ellbogen nah am Brustkorb halten.
- Klatschen Sie am höchsten Punkt des Liegestütz in die Hände. Eventuell auch nur bei jeder zweiten oder fünften Runde.
- Führen Sie, um die Schnellkraft zu fordern, den Liegestütz explosiv aus. Dabei kann – extrem hart – ebenfalls in die Hände geklatscht werden.
- Oder Sie legen aus dem Liegestütz den Körper ab und heben Hände und Füße an. Auf den Rücken rollen, Arme vor der Brust verschränken. Über die rechte Seite wieder auf den Bauch rollen und zurück in den Liegestütz kommen.
- Für echte Könner ist der Single Leg Burpee: Dafür führen Sie die Abfolge auf einem Bein aus.

TEMPO!

Das Tempo ist während dieses anspruchsvollen Bewegungsablaufs so hoch wie möglich. Sie sollten die Übungssequenz in einer flüssigen Folge durchziehen, so schnell es in einer perfekten Form geht.

Leichtere Varianten

- Springen Sie aus der Liegestützposition gleich zurück in die Hocke, ohne den Körper abzusenken.
- Um die Übung zu entschärfen, können Sie die Beine auch Schritt für Schritt nach hinten setzen.
- Gehen Sie aus dem Stütz in den Stand über und verzichten Sie auf den anschließenden Sprung. Oder Sie machen ihn nur bei jeder zweiten oder fünften Runde.

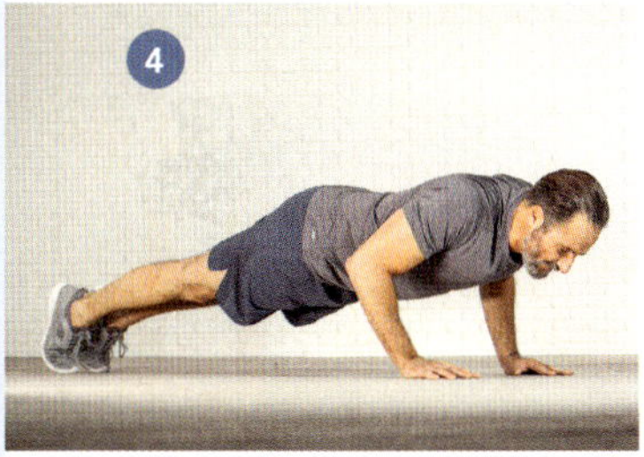

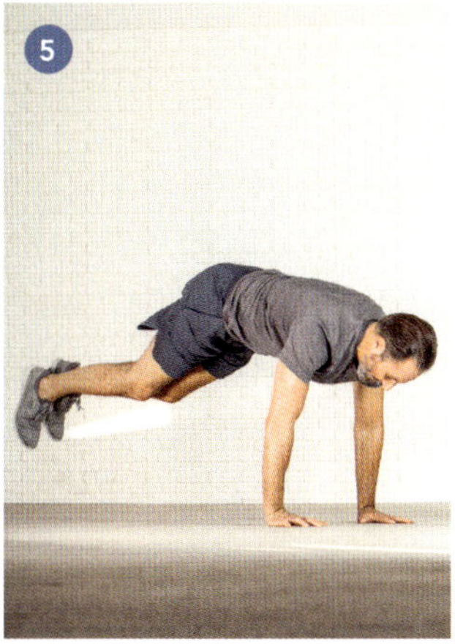

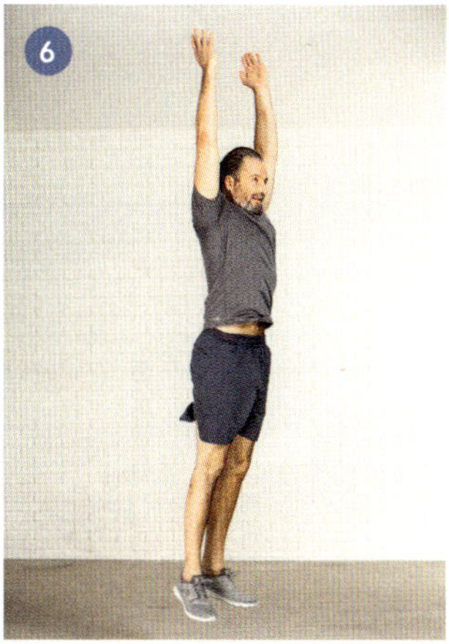

SCHWIMMER

Hier arbeiten der untere Rücken, die Gesäßmuskulatur und die Muskulatur der Schulterblätter sehr intensiv daran, Ihren Körper auf Spannung zu halten.

- Legen Sie sich auf den Bauch. Ziehen Sie die Fußspitzen leicht heran und spannen Sie aktiv die Gesäßmuskulatur an. Arme und Beine sind ausgestreckt.
- Heben Sie nun Arme, Kopf und Oberkörper einige Zentimeter vom Boden ab. Der Kopf bleibt stets in der Verlängerung der Wirbelsäule. Der Blick ist zum Boden gerichtet.
- Führen Sie aus dieser Position die Ellbogen nach hinten. Die Schulterblätter dabei zusammendrücken. Stellen Sie sich vor, Sie würden zwischen den Schulterblättern etwas einklemmen wollen. (1)
- Die Arme anschließend langsam wieder strecken und erneut die Ellbogen zusammenführen.

Schwerere Varianten

- Nehmen Sie ein Handtuch an beiden Enden in die Hände und bringen Sie es während der gesamten Übung hinter Ihrem Rücken unter Spannung, so als wollten Sie es zerreißen.
- Bei sehr gutem Trainingszustand können Sie auch erst einen, dann beide Füße vom Boden lösen und die Zehen in Richtung Schienbein ziehen.

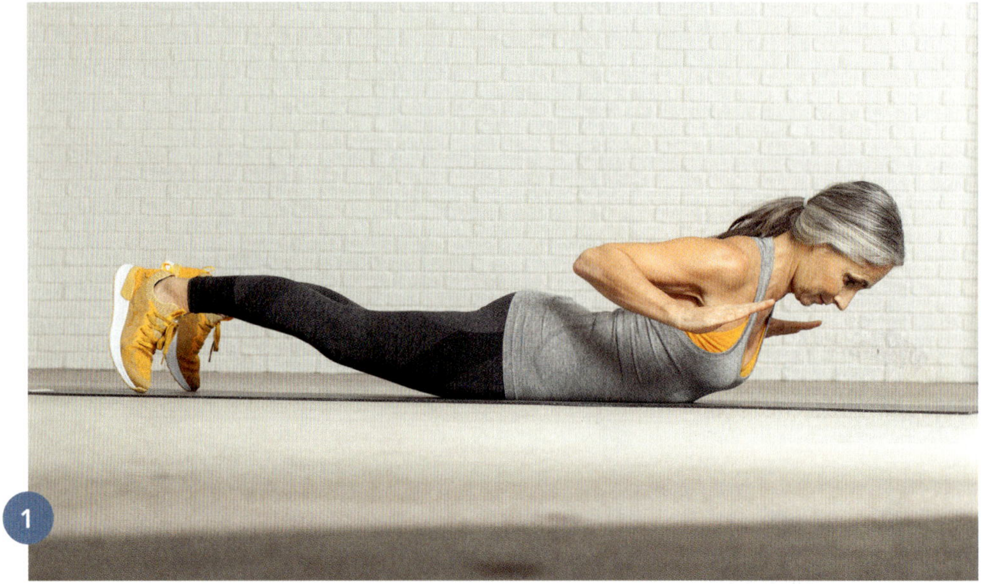

BERGSTEIGER

Ein ausgezeichneter Einstieg in dynamische Bewegungsabläufe, die Kraft, Beweglichkeit und Koordination ebenso einbeziehen wie Ausdauer. Vorausgesetzt, Sie heben nicht die Hüften, um es sich leichter zu machen.

- Liegestützposition. Rücken und Beine sind gerade, die Hände senkrecht unter den Schultergelenken. (2)
- Bewegen Sie Ihr rechtes Knie in einer schnellen, aber kontrollierten Bewegung zum rechten Ellbogen. Hüfte parallel zum Boden. Am Ende der Bewegung setzen Sie die Fußballen auf. Po ist angespannt. (3)
- Wenn der Fuß zurückgesetzt wurde, ist im schnellen Wechsel die andere Seite dran. Steigern Sie die Geschwindigkeit so stark Sie können. Die Bauchmuskulatur bleibt angespannt. Hüfte tief, Rücken gerade, Kopf in Verlängerung der Wirbelsäule, Blick zum Boden.

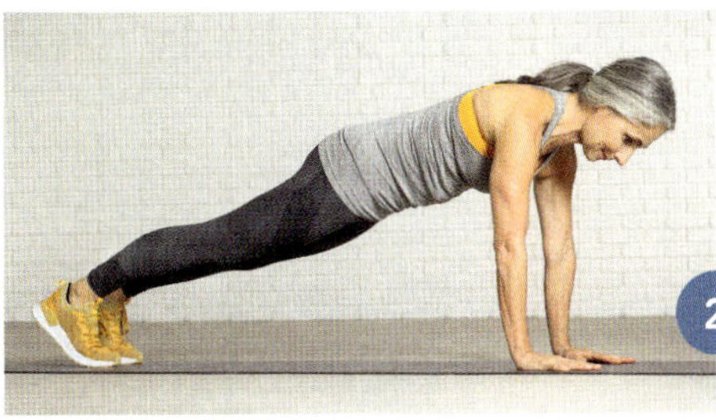
2

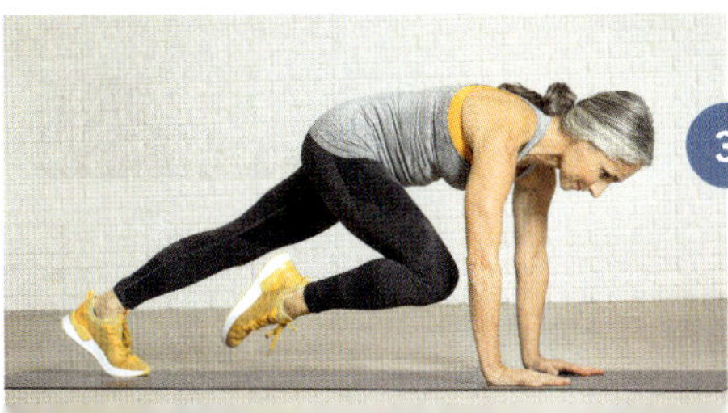
3

Schwerere Varianten

- Je mehr Tempo Sie machen, desto intensiver wirkt die Übung.
- Bewegen Sie die Beine in diagonaler Richtung: Den linken Fuß vom Boden lösen, Knie anwinkeln und zum rechten Ellbogen führen. Ihr Oberkörper wird dabei leicht eingedreht. Das Bein wieder strecken und mit rechts wiederholen.
- Setzen Sie Ihre Hände auf einer kleinen Stufe, einer Bank oder einem Ball ab.

Leichtere Varianten

- Üben Sie langsam – für eine saubere Technik. Pro Beinzug eine Sekunde.
- Oder Sie stützen sich mit nach vorn gestreckten Armen an einer Wand ab. Das rechte Bein ist durchgestreckt, das Gewicht auf den Zehenspitzen. Jetzt das linke Knie so weit wie möglich in Richtung Brust ziehen. Aus dieser Position führen Sie das rechte Knie explosiv nach oben, während das andere Bein zurück zum Boden schnellt. Abwechselnd wiederholen. (4)

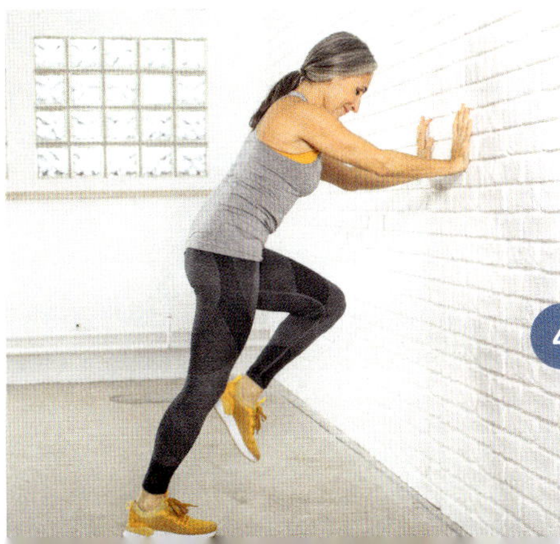
4

PLANK TO PUSH-UP

Diese Übung dient als Übergang zu den noch schwierigeren Liegestütz-Varianten, die Sie teilweise später noch kennenlernen werden. Sie kräftigen die Schulter- und Brustmuskulatur ebenso wie den Trizeps. In der Stützposition werden aber auch die Bauchmuskeln, die Oberschenkelvorderseite und der Po deutlich spürbar beansprucht.

- Unterarmstütz. Rumpf und Beine bilden eine Linie. Kopf in Verlängerung der Wirbelsäule. Strecken Sie den Po nicht nach oben und fallen Sie auch nicht ins Hohlkreuz! Bauchnabel zur Wirbelsäule ziehen.
- Die Ellbogen befinden sich senkrecht unter den Schultern. Beine sind hüftweit geöffnet, die Fußspitzen aufgestellt. (1)
- Von hier aus stellen Sie nacheinander die Hände auf. (2) So kommen Sie in die Liegestützposition. Die Arme dabei locker strecken, aber die Ellbogen nicht einrasten lassen. Der Rücken bleibt die ganze Zeit über möglichst gerade.
- Nun Oberkörper zum Boden senken und wieder nach oben drücken – Liegestütz.
- Dann mit den Händen und Armen wieder zurück in die Ausgangsposition gehen – also die Ellbogen aufsetzen.
- Den nächsten Durchgang beginnen Sie mit dem anderen Arm. Lassen Sie eine kontrollierte fließende Bewegung entstehen.

Schwerere Varianten

- Setzen Sie die Füße auf eine Erhöhung wie etwa einen schweren Bücherstapel.
- Legen Sie sich ein Kissen auf den Rücken und achten Sie darauf, dass es nicht herunterfällt. So sind Sie sicher, dass der Oberkörper nicht zur Seite kippt.

Leichtere Varianten

- Führen Sie die Übung mit aufgestellten Knien aus.
- Oder Sie lassen den Liegestütz weg und »wandern« nur immer wieder von der Liegestütz- in die Unterarmstütz-Position.

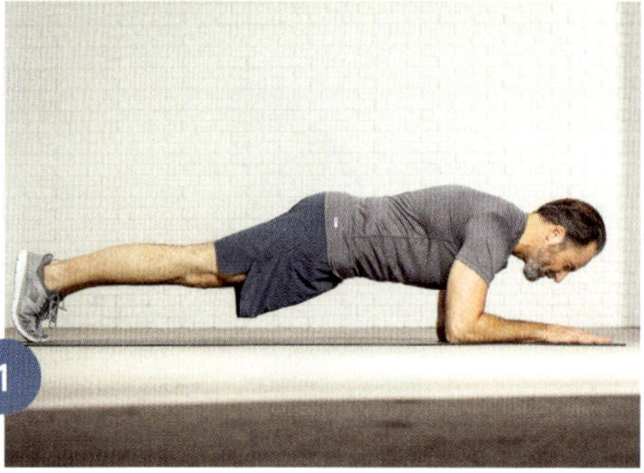
1

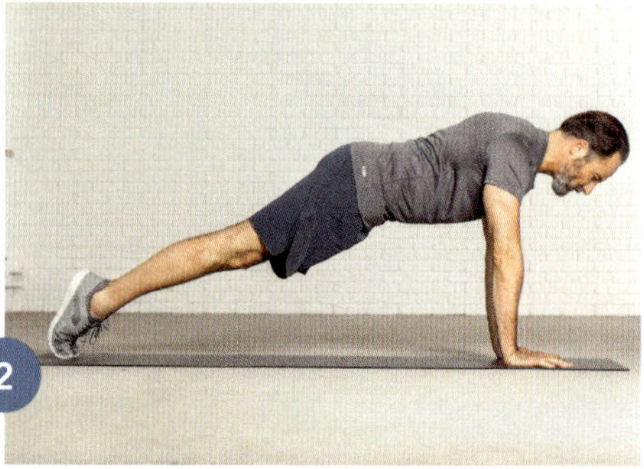
2

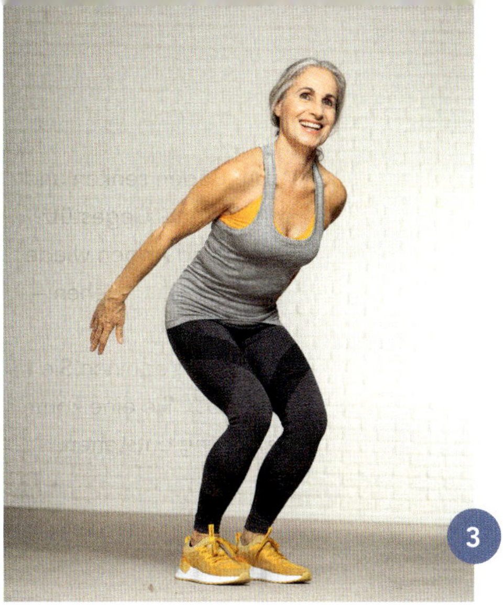

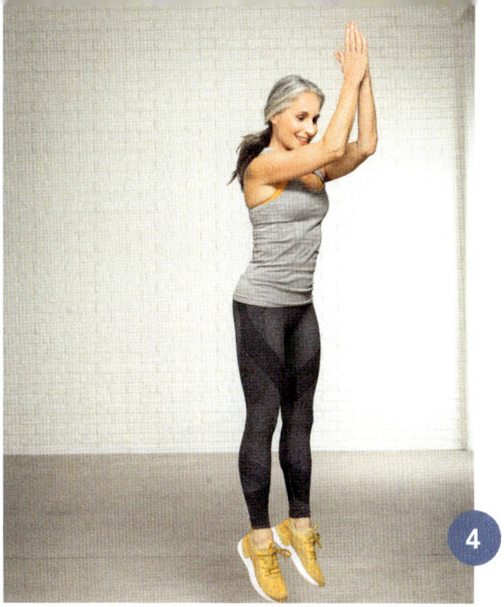

JUMP SQUATS

Diese bewährte Bewegung erhöht die Schnellkraft des Unterkörpers und ist eine der besten Übungen für Ihre Gesäß- und Beinmuskulatur. Außerdem kommt Ihr Puls beim Strecksprung enorm auf Touren.

VOLL KONZENTRIERT

Denken Sie nicht an ferne Ziele, sondern seien Sie im Hier und Jetzt. Beim Training sollten Sie den Fokus zu 100 Prozent auf die einzelnen Übungen richten. Die Bewegungen mit voller Konzentration auszuführen, die Muskeln bewusst zu aktivieren und zu fühlen, welche Partie gerade besonders unter Spannung steht, das liefert die beim HIIT notwendige Extraenergie.

- Platzieren Sie die Füße gut hüftbreit auseinander. Drücken Sie aus dem aufrechten Stand die Knie nach außen und schieben Sie das Gesäß nach unten, als würden Sie sich auf einen Stuhl setzen. Gehen Sie so weit runter, bis sich die Oberschenkel ungefähr parallel zum Boden befinden. Je tiefer Sie gehen, umso intensiver wird es. Nehmen Sie die Arme nach hinten. (3)
- Drücken Sie sich nun kraftvoll mit beiden Füßen vom Boden ab und schwingen Sie die Arme dabei explosiv nach oben. Ausatmen. (4) Landen Sie schließlich weich und federnd mit gebeugten Knien.
- Dann starten Sie erneut.

Schwerere Variante

- Variieren Sie den Strecksprung. Springen Sie abwechselnd nach rechts und links, ein anderes Mal vor und zurück.

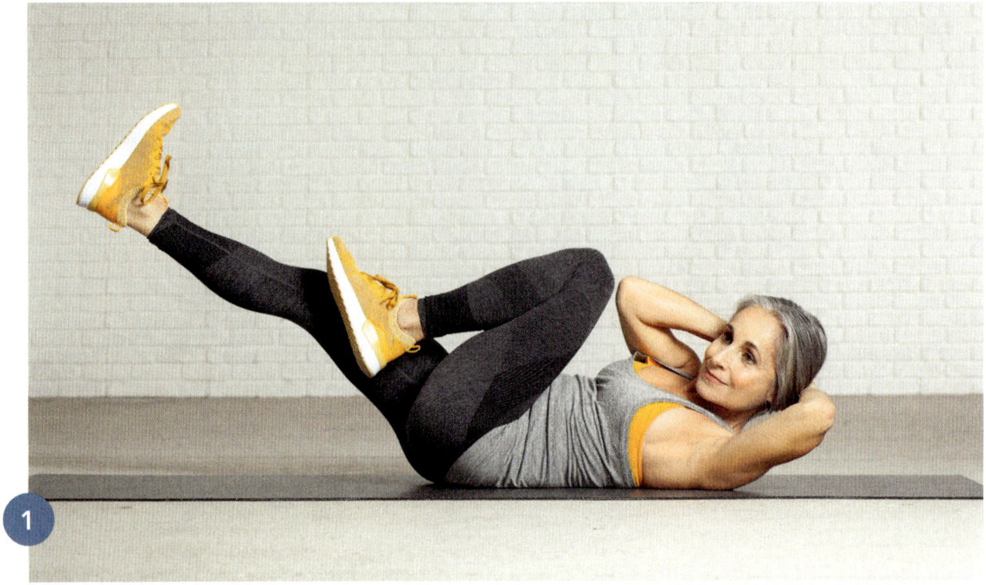

BEETLE CRUNCH

Er kräftigt intensiv die Bauchmuskulatur, und zwar sowohl den oberen und unteren Anteil als auch die schrägen Bauchmuskeln. Nebenbei üben Sie die Balance zwischen Kraft und Koordination.

- Rückenlage, der Schultergürtel ist leicht angehoben, der Bauch bereits etwas angespannt. Die Hände liegen seitlich am Kopf.
- Ziehen Sie nun das linke Bein gebeugt an den Bauch heran und führen Sie gleichzeitig den rechten Ellbogen diagonal zum linken Knie. Dabei dreht sich der Rumpf leicht zur Seite auf. (1)
- Ohne Pause wechseln Sie nun über die Mitte in einer fließenden Bewegung zur anderen Körperseite und machen im zügigen Wechsel weiter. Linkes Bein, rechter Ellbogen, rechtes Bein, linker Ellbogen. Die Schulterblätter vom Boden lösen und beim Ausatmen den Bauchnabel zur Wirbelsäule ziehen.
- Achten Sie darauf, das Bein immer wieder ganz zu strecken, bevor Sie es anziehen. Der Bereich der Lendenwirbelsäule wird so wenig wie möglich bewegt.

Schwerere Varianten

- Führen Sie die Bewegung ganz langsam aus. Je flacher Sie die Beine ausstrecken, desto intensiver wird es und umso höher wird auch das Risiko, ins Hohlkreuz zu fallen. Sollten Sie merken, dass sich der untere Rücken von der Matte löst, heben Sie die Beine weiter an.

- Bei dieser anspruchsvollen Variante für gut Trainierte strecken Sie beim Aufrichten des Rumpfes den rechten Ellbogen schräg nach links vorn und berühren damit den linken Fuß. Dasselbe machen Sie zur anderen Seite. Die Schulterblätter sollten währenddessen keinen Bodenkontakt haben.

Leichtere Variante

- Sollte die Seitdrehung zu intensiv sein, führen Sie die Übung mit gestreckten Armen aus. Dabei berühren Sie mit der Hand den Fuß des gegenüberliegenden Beins. Zugleich wird der entgegengesetzte Arm nach hinten über den Kopf gestreckt. (2) Auch diese Bewegung wiederholen und dann zur anderen Seite üben.

3 PROZENT

So viel Muskelmasse verliert ein Sechzigjähriger im Schnitt Jahr für Jahr. Gegen diese stetige Schwächung hilft nur eines: regelmäßiges Krafttraining!

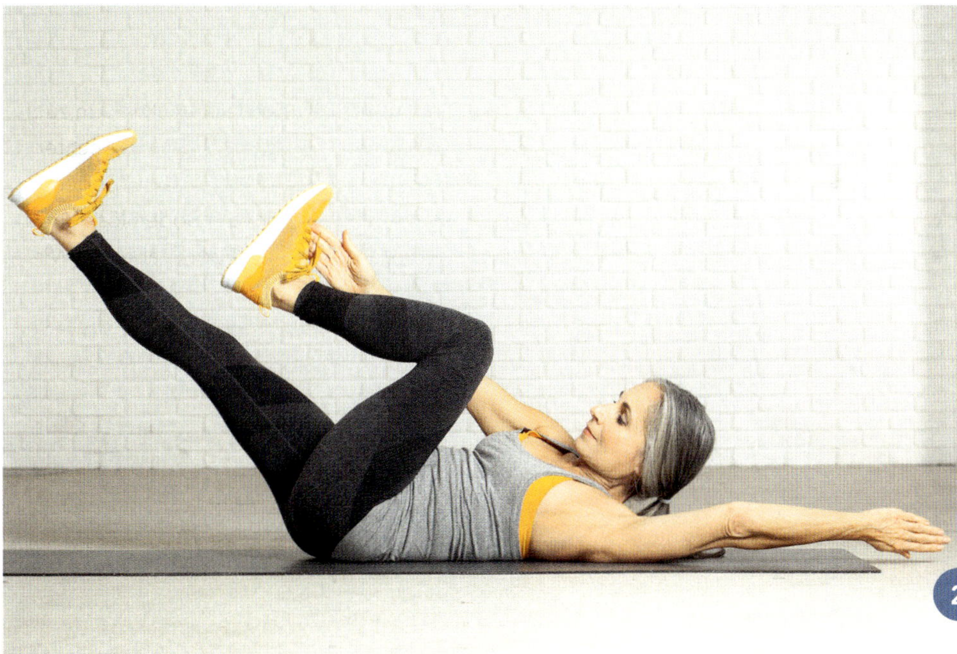

2

CALM-DOWN

Nach dem intensiven Training kommt jetzt das geruhsame Dehnen und Erholen. Es ist genauso wichtig für die Trainingseffekte wie die anstrengende Phase.

TIEFER AUSFALLSCHRITT

Aktiviert und dehnt die Hüftbeugemuskulatur. Dabei wird die Hüftstreckfähigkeit verbessert.

- Machen Sie mit dem rechten Fuß einen Schritt nach vorn, sodass der Unterschenkel senkrecht über dem Sprunggelenk ist. Das Knie ist um 90 Grad angewinkelt, das Gewicht auf die Ferse verlagert. Ihr linkes Knie ist unter der Hüfte gebeugt. Die Zehen beider Füße zeigen nach vorn.
- Strecken Sie jetzt Ihre Hände über vorn zur Decke. Die Arme sind in dieser Position neben den Ohren, die Handflächen zeigen zueinander.
- Strecken Sie das hintere Bein und senken Sie Ihre Hüfte dabei weiter ab. Strecken Sie Arme und Fingerspitzen weiter nach oben, während Sie gleichzeitig die Schultern nach unten ziehen. (1)
- Je weiter Sie Hüfte und Oberkörper nach vorn und unten bewegen, desto intensiver wird die Dehnung. Machen Sie sich ganz lang, um Ursprung und Ansatz der Hüftbeugemuskulatur weiter voneinander zu entfernen.
- Verharren Sie einige Atemzüge in dieser Haltung und kehren Sie dann in die Ausgangsposition zurück.
- Anschließend die Seite wechseln.

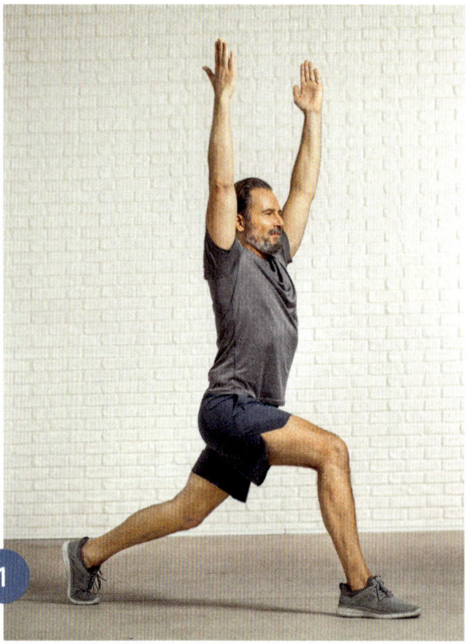

1

GESTRECKTE SEITDEHNUNG

Eine angenehme Dehnung für den Lenden-, Hüft- und Rückenbereich. Sie deckt nahezu alle großen Muskelgruppen ab und fördert die Balance. Weil der Brustraum geweitet wird, kann sich außerdem das Lungenvolumen vergrößern.

- Setzen Sie Ihr linkes Bein in einem großen Schritt seitlich ab. Winkeln Sie das rechte Knie um etwa 90 Grad an, bis der Oberschenkel parallel zum Boden ist.
- Jetzt setzen Sie die linke Hand auf dem Boden auf und strecken den rechten Arm zur Decke. (2)
- Konzentrieren Sie sich auf die Kraft Ihrer Beine und weiten Sie den Brustkorb immer noch etwas mehr, während Sie sich strecken. Atmen Sie möglichst tief ein und aus. Lassen Sie die Schultern unten.
- Halten Sie die Position vier bis fünf Atemzüge lang, ehe Sie die Spannung langsam wieder lösen. Beenden Sie eine Dehnung nie ruckartig.
- Wechseln Sie die Seite.
- Schwerer wird es, wenn Sie in einer zweiten Runde aus der Endstellung heraus etwa 20 Sekunden lang langsame, kontrollierte wippende Bewegungen ausführen.
- Sollte es Ihnen schwerfallen, die untere Hand auf den Boden aufzusetzen, stützen Sie sich auf einem Buch oder einem festen Polster ab. (3)

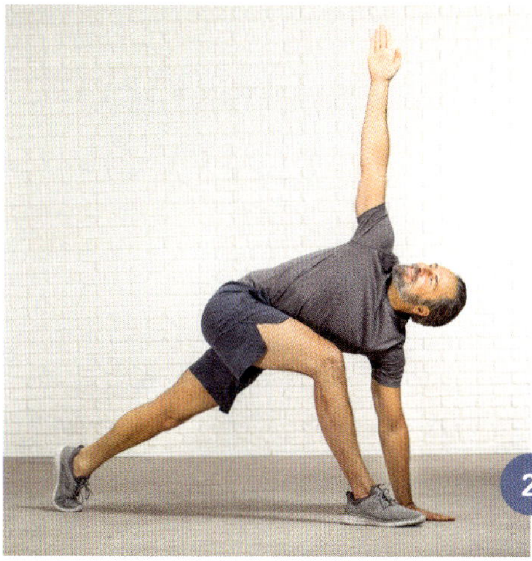
2

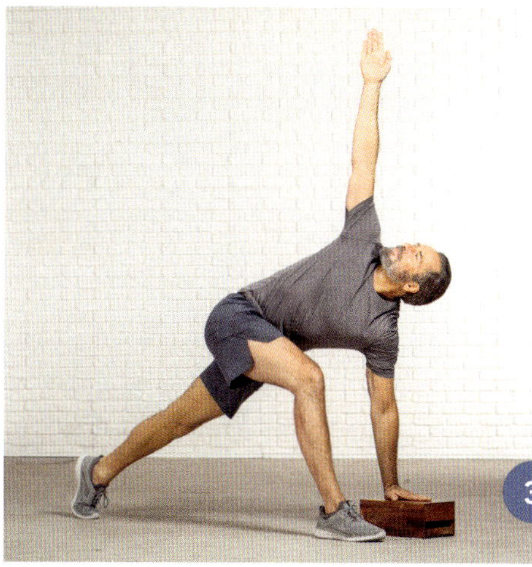
3

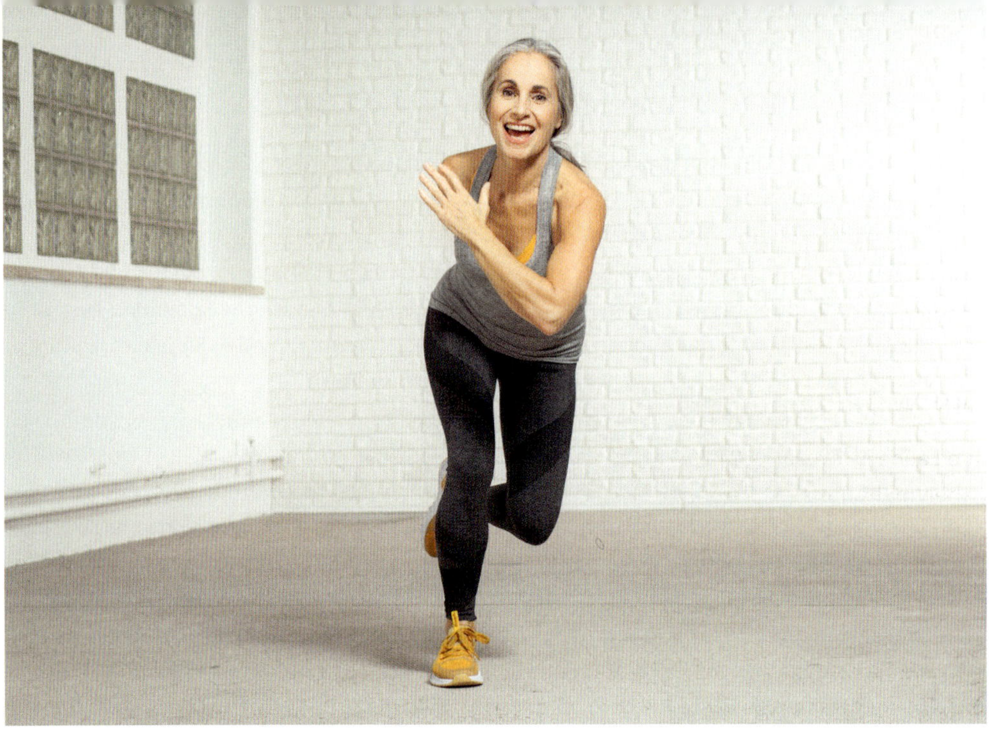

MAXIMALER EFFEKT, MINIMALE ZEIT: DIE MONATE 5 UND 6

Hervorragend, Sie befinden sich auf der Zielgeraden! Jetzt sind Sie schon fast ein Profi. Merken Sie, wie viel sich verändert hat? Wenn Sie sich an die Zeit erinnern, als Sie zum ersten Mal zu diesem Buch gegriffen haben – vielleicht kommt es Ihnen beinahe so vor, als wären Sie ein anderer Mensch gewesen. Ihr Körper hat sich an die intensive Belastung gewöhnt und Sie sind perfekt vorbereitet für die nächsten Wochen. Die Anforderungen werden noch komplexer, die Belastungsfrequenzen höher und die neuen Bewegungsformen haben es ganz schön in sich. Für diese zwei Monate gibt es zwei verschiedene Zirkelvarianten, damit Sie mehr Abwechslung in Ihr Training bringen können. Beide Zirkel katapultieren Sie garantiert ganz weit nach vorn! Fies, aber effektiv.

Wenn es einmal zu schwierig sein sollte, bleiben Sie bei den bereits bekannten Übungen, führen die Bewegungen langsamer aus oder trainieren mit den Belastungszeiten der vergangenen Wochen weiter. Los geht's!

IHR WORKOUT-PLAN

Ihre Laune ist besser, Sie fühlen sich vitaler, haben mehr Power und lassen sich nicht mehr so leicht stressen. Oder? Im Grunde wäre all das bereits Lohn genug. Aber Sie können noch mehr tun. Nehmen Sie Ihren Body-Age-Test ab Seite 24 als zusätzlichen Ansporn und bestimmen Sie Ihr Level neu.

- Level 1 – Sie sind aktuell biologisch älter als kalendarisch: 30 Sekunden Belastung, dann 20 Sekunden Pause, drei Runden.
- Level 2 – kalendarisches und biologisches Alter stimmen überein: 40 Sekunden Belastung pro Übung, dann 20 Sekunden Pause, drei bis vier Runden.
- Level 3 – Sie sind biologisch jünger, als Ihr Geburtsdatum sagen würde: 45 Sekunden Belastung, dann 15 Sekunden Pause, insgesamt vier Runden.

Auf jedem Level gilt: eineinhalb Minuten Pause zwischen den einzelnen Runden. Wie auch in den ersten Monaten wird dreimal in der Woche mit einem »Day off« dazwischen trainiert. Dabei wechseln sich über die Woche beide Zirkelvarianten regelmäßig ab. Der Pausentag ist und bleibt wichtig. Es ist der Zeitraum, in dem der Körper regeneriert und Muskeln aufbaut.

In diesen letzten beiden Monaten des Sechs-Monats-Programms wird es schon richtig knackig. Sie entscheiden: Gehen Sie weiter und über Ihre Grenzen hinaus – oder bleiben Sie erst mal bei den bisherigen, Ihnen schon bekannten Programmen. Ohne Anstrengung bleibt man nicht jung und fit – aber Sie wählen, wie viel Einsatz es Ihnen wert ist und wie weit Sie gehen wollen und können.

IHR GEFÜHL ENTSCHEIDET

Orientieren Sie sich an Vorgaben, aber kopieren Sie nicht alles: Spørtliche Fähigkeiten lassen sich nicht einfach multiplizieren. Faktoren wie beispielsweise Kreislauf oder Hebelverhältnisse sind von Mensch zu Mensch einfach zu verschieden. Wenn dreißig Sekunden angegeben sind, dann beenden Sie den Satz nicht genau bei dieser Anzahl, sofern Sie noch genug Power haben. Und Sie hören eher auf, wenn es einfach nicht mehr geht. Die Zeiten sind lediglich Richtwerte, die Ihnen helfen sollen, die optimale Trainingsintensität zu finden. Keine zwei Menschen sind gleich. Nicht jeder ist eben nach dreißig Sekunden erschöpft und die persönliche Tagesform variiert ebenfalls. Wenn Sie einen Satz beendet haben, sollten Sie das Gefühl haben, die jeweiligen Muskeln maximal belastet zu haben.

MUSKELAUFBAU STUFE 3, ZIRKEL 1

vorher: Warm-up
nachher: Calm-down
immer: AMRAP –
as many reps as possible

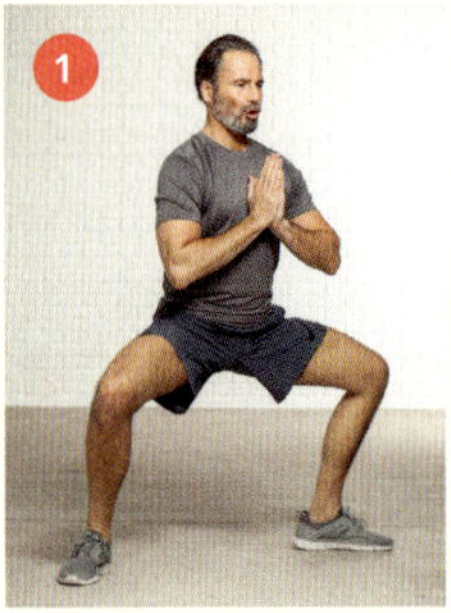

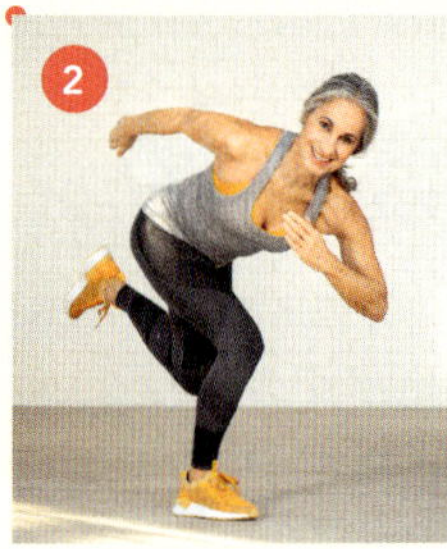

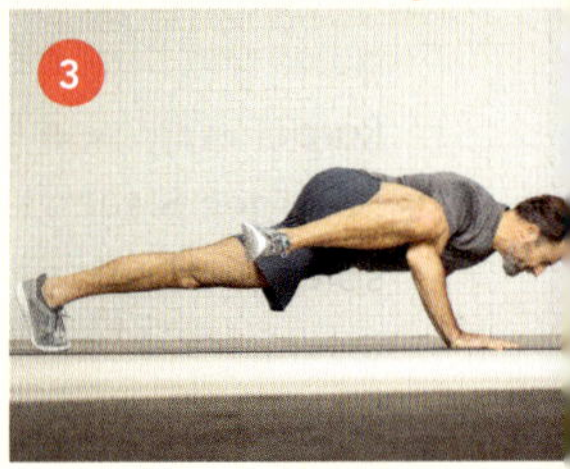

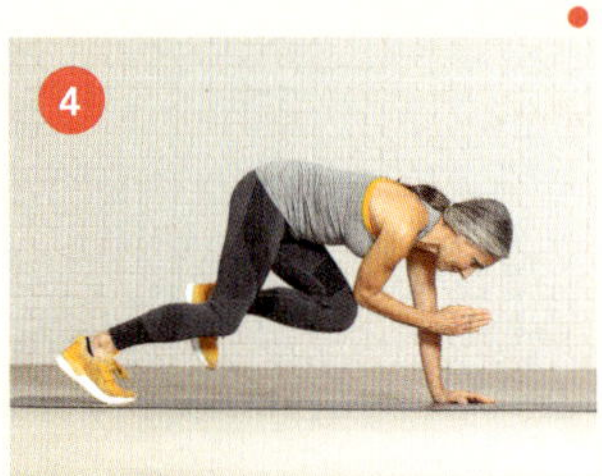

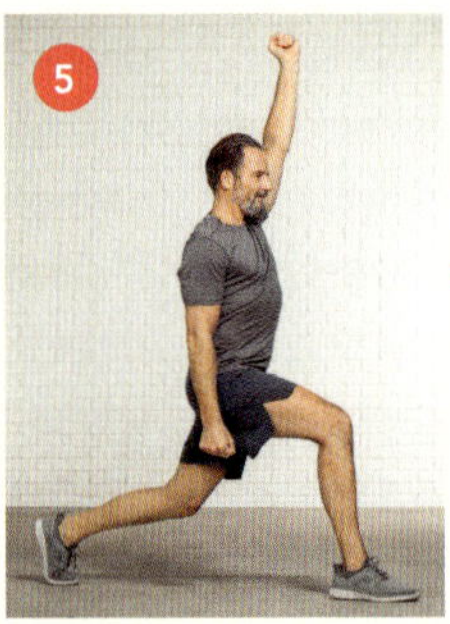

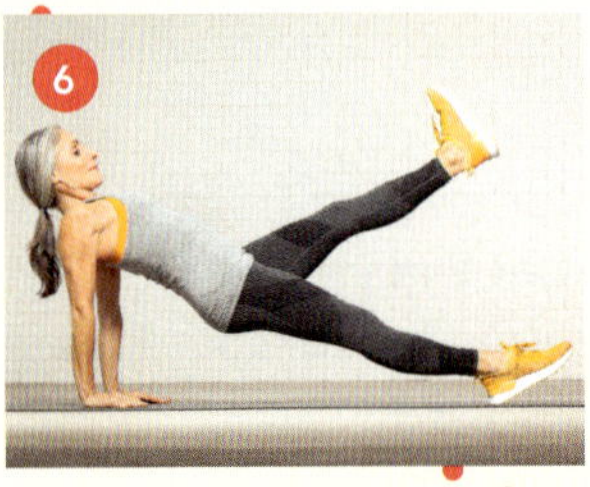

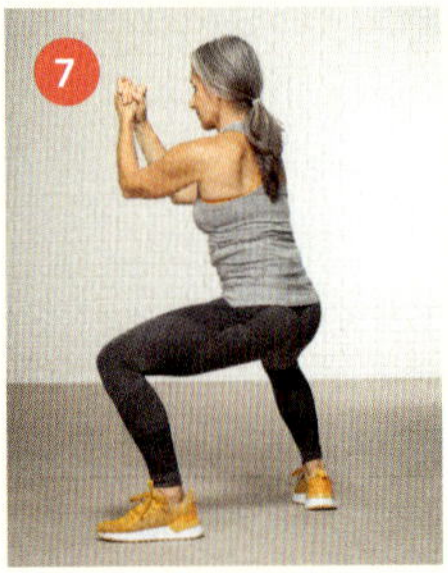

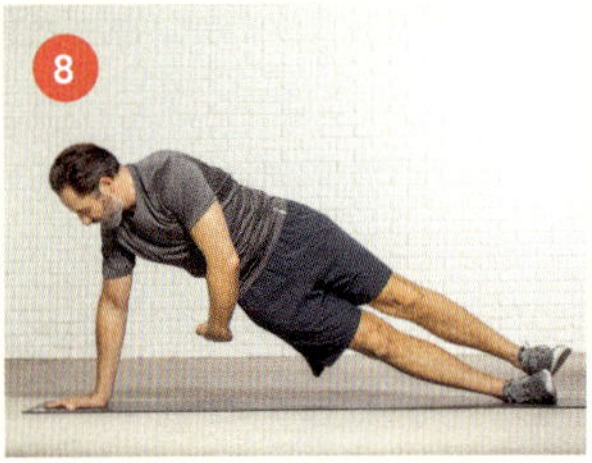

MUSKELAUFBAU STUFE 3: ZIRKEL 1

Rundum-Kräftigung für die Muskulatur und auch für das Herz-Kreislauf-System. Mit den Übungen dieses Zirkels bauen Sie auf bisherigen Erfolgen weiter auf – ganz auf Ihrem Level und so schwer, wie Sie es wollen und aktuell können. Nach dem Warm-up (ab Seite 40) folgen diese acht Übungen. Zum Schluss wieder: Dehnung.

SEAL JACK

Kräftigung der Beinmuskulatur. Förderung von Ausdauer und Koordination.

- Beginnen Sie im aufrechten Stand, die Arme sind auf Schulterhöhe zur Seite ausgestreckt. Der Bauch ist fest und der Oberkörper aufgerichtet. (1)
- Springen Sie jetzt hoch genug, um mit gespreizten Beinen zu landen, während Sie gleichzeitig vor der Brust die Hände zusammenführen. Sie kommen zunächst lediglich mit den Ballen auf und rollen dann über den ganzen Fuß ab. (2)
- Mit einem weiteren Sprung die Füße wieder schließen und die Arme öffnen. Das Brustbein ist stets angehoben und der Bauchnabel nach innen gezogen.
- Springen Sie wiederholt im Seal Jack.

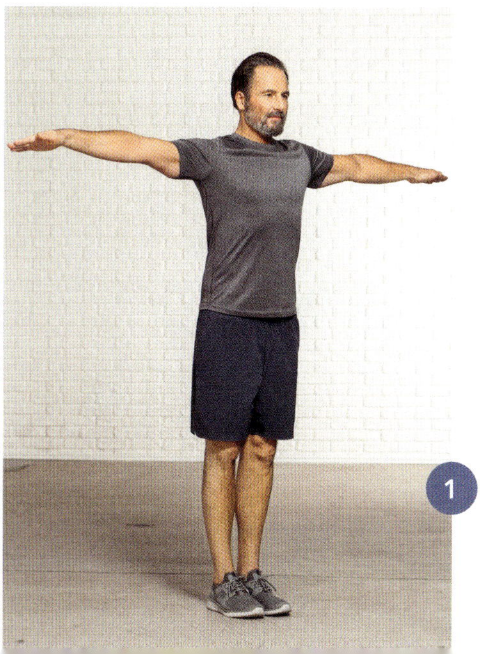

1

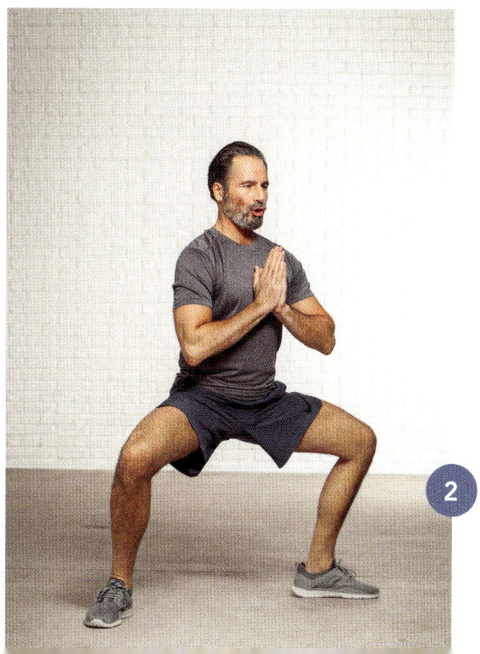

2

SKATER-SPRÜNGE

Neben dem pulstreibenden Effekt spricht die Steigerung des Gleichgewichts, der Koordination und der explosiven Beinkraft für diese anspruchsvolle Übung, bei der Sie die Laufbewegung eines Eisschnellläufers imitieren.

- Aufrechter, schulterbreiter Stand. Gehen Sie leicht in die Kniebeuge und führen Sie den linken Arm nach hinten.
- Den Oberkörper nach vorn neigen, während Sie die Hüfte nach hinten schieben. Dazu den rechten Arm gebeugt nach vorn bringen (1), das rechte Bein zurück.
- Drücken Sie sich mit dem linken Bein explosiv ab und springen Sie so weit es geht zur rechten Seite.
- Nutzen Sie den Schwung, um bei der Landung den linken Arm und das rechte Bein gebeugt nach vorn zu bringen. (2) Für einen besseren Halt mit der Fußspitze des freien Beins kurz auf den Boden tippen.
- Nachdem Sie den Körper nach der Landung auf dem rechten Bein wieder stabilisiert haben, drücken Sie sich kraftvoll zur linken Seite ab, ohne dass Sie eine Pause entstehen lassen.
- Die Hüfte bleibt gerade und ist nach vorn gerichtet. Denken Sie daran, die Knie nicht ganz durchzudrücken und den Bauch anzuspannen, um Gelenke und den Rücken zu schützen. Ihr Oberkörper sollte bei Absprung und Landung nicht nach rechts oder links abknicken.

Schwerere Varianten

- Um den Schwierigkeitsgrad zu erhöhen, können Sie mit der jeweils entgegengesetzten Hand den Boden berühren. (3)

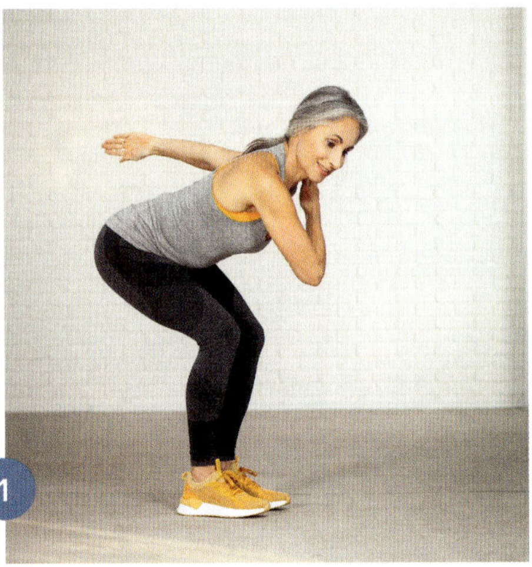

1

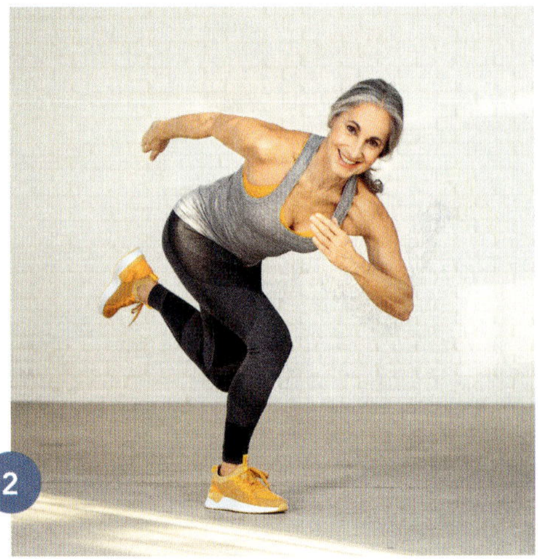

2

GLÜCKLICHER LEBEN

Sport ist natürlich nicht alles. Glück und das damit verbundene seelische Wohlgefühl haben einen erstaunlichen Effekt auf unser körperliches Befinden: Bis zu zehn Lebensjahre kann der Unterschied zwischen Glücklichen und Niedergeschlagenen ausmachen. Das könnte Ihrem Glück auf die Sprünge helfen:

- Hören Sie auf Ihren Körper. Wesentliche Impulse kommen aus Ihrem Bauch.
- Lachen Sie über sich – und Sie werden nicht im Sumpf der Alltagsprobleme versinken.
- Achten Sie auf Kleinigkeiten. Was zählt, ist nicht nur der große Lottogewinn.
- Lernen Sie das Neinsagen. Tun Sie lieber weniger, aber das aus ganzem Herzen.
- Erledigen Sie jeweils nur eine Sache zur Zeit.
- Seien Sie offen für die Genüsse des Lebens. Lassen Sie sich dabei nicht ablenken.
- Gehen Sie konstruktiv mit Ihren Fantasien um, anstatt sich immer den schlimmsten aller Fälle vorzustellen.
- Verdrängen Sie weder Ängste noch Wut. Lassen Sie Emotionen zu, aber erkunden Sie Ursachen und Lösungschancen.

- Verzichten Sie auf das Auftippen der Fußspitze und senken Sie den Oberkörper besonders tief. Auch das macht die Übung anspruchsvoller.

Leichtere Variante

- Führen Sie die Seitsprünge lediglich mit leicht gebeugten Beinen aus (4) und steigern Sie sich allmählich.

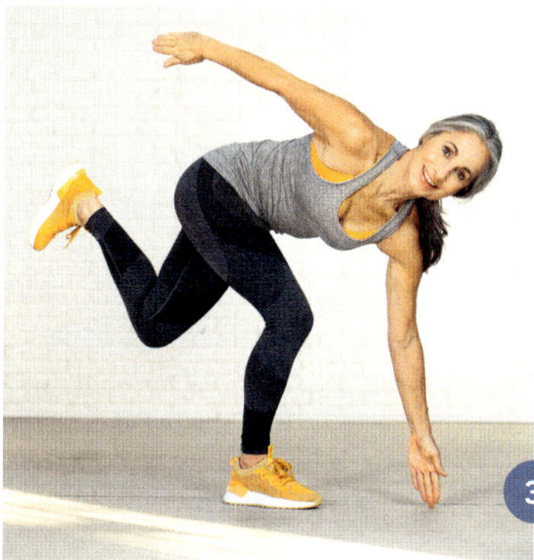

3

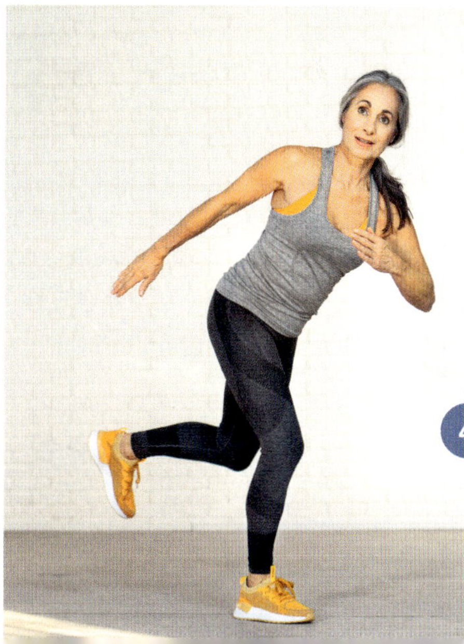

4

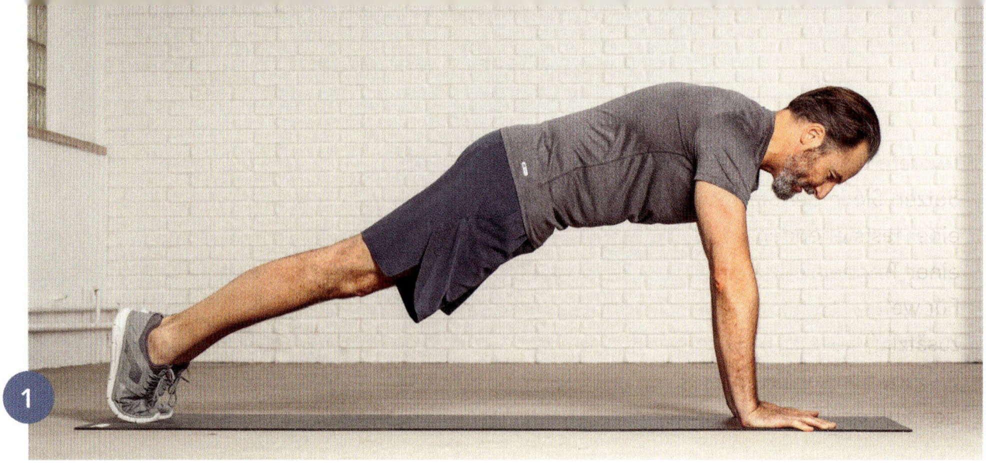

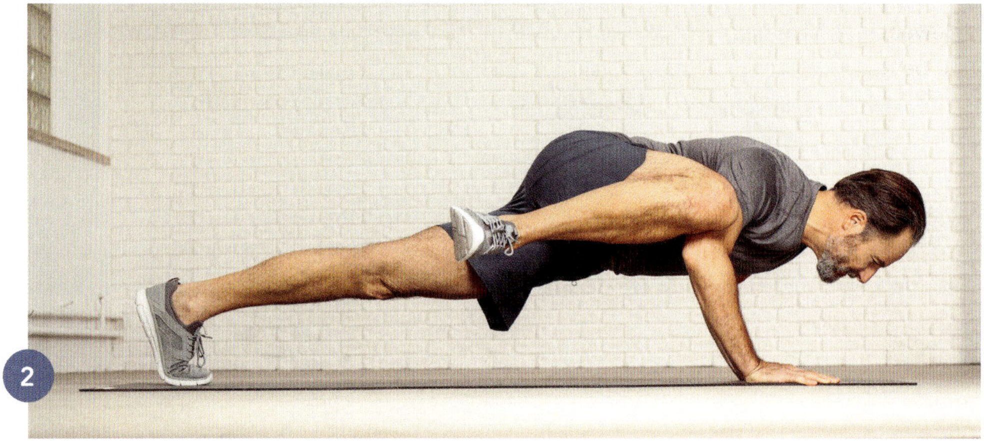

SPIDERMAN PUSH-UPS

Diese Übung ist ein echter Allrounder, denn sie formt nicht nur Brust und Arme, sondern kräftigt auch die Muskulatur des Rumpfes.

- Eine Liegestützposition einnehmen: Die Hände senkrecht unter den Schultern platzieren, die Füße hüftbreit aufstellen, den Körper in einer geraden Linie ausrichten. Halten Sie die Beine gestreckt und den Rumpf unter Spannung. (1)
- Beugen Sie die Ellbogen und ziehen Sie gleichzeitig das rechte Knie in Richtung des rechten Ellbogens. Die Zehen anziehen. Der Körper bleibt in einer Linie – nicht die Hüfte absinken lassen. (2)
- Die Position kurz halten. Dann wieder dynamisch nach oben drücken und das Bein zurück in die Startposition führen.
- Bei der nächsten Wiederholung ziehen Sie das linke Bein an.

Schwerere Varianten

- Setzen Sie in der Startposition die Füße auf einer feststehenden Erhöhung ab, etwa auf einer Treppenstufe.
- Für weitere Grenzerfahrungen können Sie zusätzlich auch den Unterschenkel aus der Endposition zur Seite ausstrecken, ohne den Fuß abzusetzen. (3)

Leichtere Variante

- Bewegen Sie nur die Beine, ohne die Arme zu beugen. Der Rumpf bleibt stabil. (4)

LUST AUF NEUES

Auch das hält jung: Pflegen Sie Ihre Interessen, bleiben Sie auch geistig aktiv und öffnen Sie sich immer wieder für Neues. Fordern Sie Ihre grauen Zellen auch abseits der täglichen Routineaufgaben. Jede Abweichung vom Alltagstrott wirkt wie ein natürliches Aufputschmittel. Neue Eindrücke halten die Nervenzellen auf Trab. Ihr Gehirn wird angeregt, neue Synapsen zu knüpfen. Bewegung ist eben für Körper ebenso wie Geist die beste Medizin.

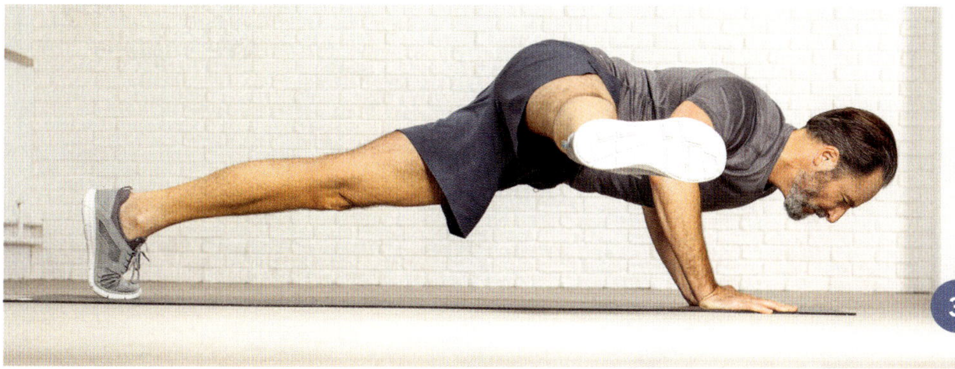

3

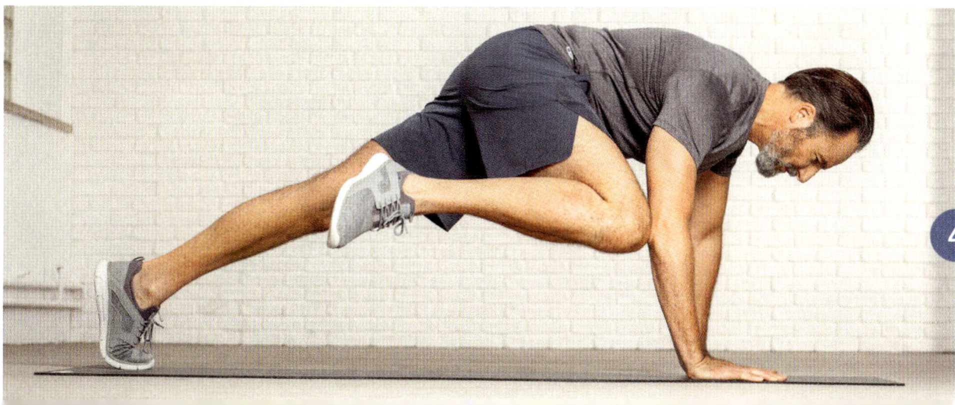

4

SUPERMAN

Hier wird durch ein ausgewogenes Zusammenspiel nahezu aller Muskeln der gesamte Körper gefordert. Besonders der untere Rücken-, die Gesäß- und die tiefliegende Muskulatur, die die Wirbelsäule stützt, werden unter Spannung gesetzt.

- Gehen Sie in den Vierfüßlerstand und verteilen Sie Ihr Gewicht gleichmäßig. Den Blick halten Sie nach unten gerichtet, den Kopf in Verlängerung der Wirbelsäule. (1)
- Spannen Sie aktiv Ihre Rumpfmuskeln an. Heben Sie beide Knie etwas vom Boden ab. Strecken Sie gleichzeitig ein Bein auf Hüft- und den gegenüberliegenden Arm auf Schulterhöhe. Stabilisieren Sie dabei Ihren gesamten Körper, der sich von den Schultern bis zu den Hüften durchgehend in einer geraden Linie befindet. (2)
- In dieser Streckung kurz verharren, dann in die Ausgangsposition zurückgehen. Mit dem anderen Bein und Arm wiederholen.

Schwerere Varianten

- Führen Sie die Übung im steten Rechts-Links-Wechsel aus, ohne die Knie aufzustellen. Die Körperspannung bleibt die ganze Zeit bestehen.
- Später führen Sie zusätzlich in der Rückkehrbewegung den Arm und das Bein kurz

1

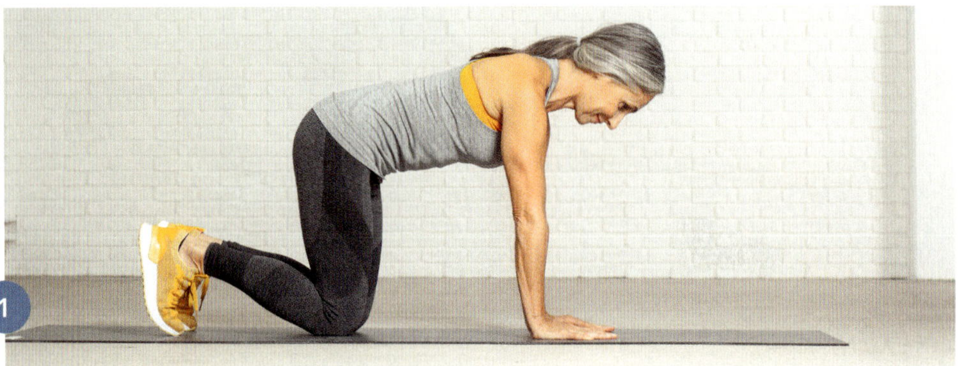

2

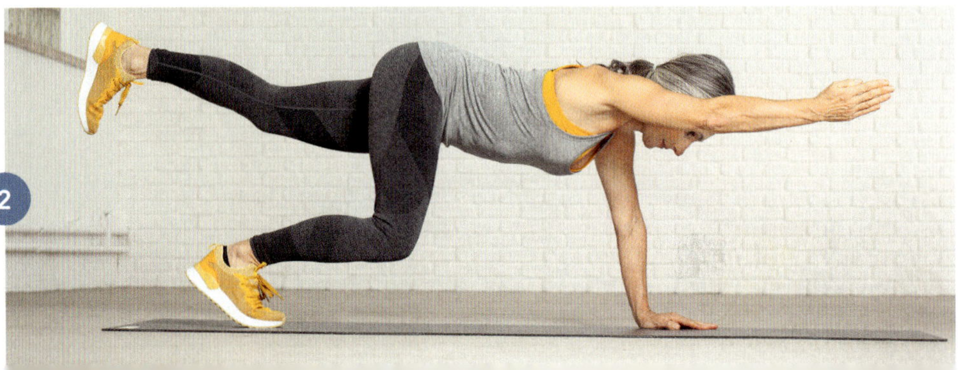

unter dem Rumpf zusammen, sodass sich Ellbogen und Knie berühren. (3) Dann weiter zur anderen Seite.

Leichtere Varianten

- Gehen Sie in den Vierfüßlerstand, setzen Sie die Hände unter die Schultern, die Knie unter die Hüften. Aktiv den Bauchnabel nach innen ziehen, Druck auf Hände und Füße geben und beide Knie vom Boden abheben. Die Position halten.
- Wer kann, hebt einen Fuß oder eine Hand flach über den Boden ab. (4) Mit mehr Übung auch einen Fuß und die gegengleiche Hand zusammen.

LIEBEN SIE

Menschen, die regelmäßig Sex genießen, sehen nicht nur jünger aus, sondern altern auch bis zu zehn Jahre später! Zärtlichkeit und lustvoller Sex kurbeln die Durchblutung an. Die Gefäße weiten sich, der Teint wirkt rosig frisch und belebt. Außerdem wird ein ganzes Feuerwerk an Feel-good-Substanzen, nämlich Endorphinen, gezündet. Diese begehrten Happy-Hormone haben einen zusätzlichen Stop-Age-Effekt: Sie entspannen all unsere verkrampften Mimikmuskeln.

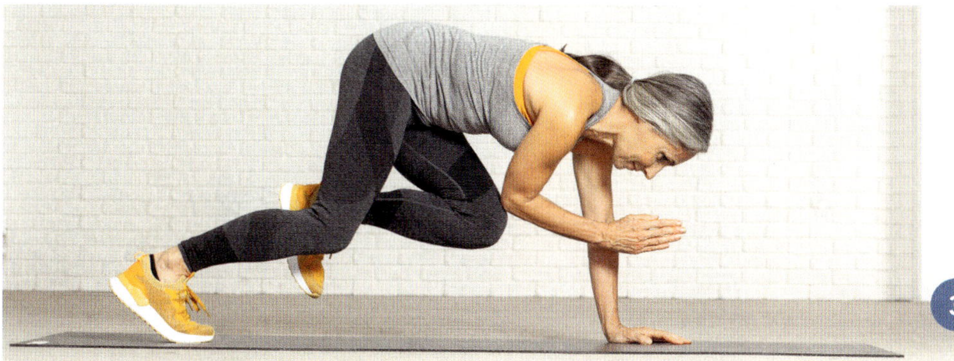

3

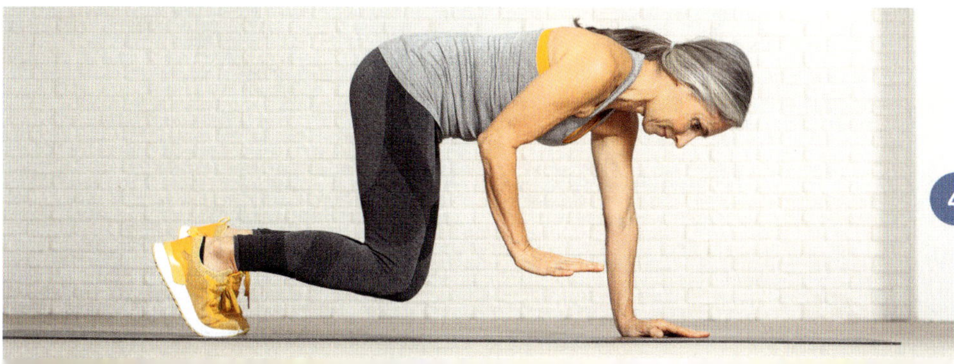

4

SPLIT JUMPS

Diese dynamische Übung spricht besonders die Oberschenkelvorderseite und die Gesäßmuskulatur an.

- Gehen Sie in einen tiefen Ausfallschritt. Das rechte Knie zeigt nach vorn, ragt aber nicht über die Zehenspitzen hinaus. Beide Knie sind im 90-Grad-Winkel gebeugt, der Oberkörper ist aufrecht, der Rumpf fest angespannt.
- Den rechten Arm lang lassen, die Faust zeigt Richtung Boden. Den linken Arm zur Decke heben. (1)
- Nun springen Sie kraftvoll so weit wie möglich nach oben. Während der Flugphase wechseln Sie blitzschnell die Arm- und Beinposition. Setzen Sie die Arme energisch ein und machen Sie Tempo.
- Wenn Sie in einem tiefen Ausfallschritt mit dem anderen Bein vorn landen (2), abfedern und gleich zum nächsten Sprung ansetzen. Der Blick ist die ganze Zeit über geradeaus und fixiert.
- Im schnellen Wechsel weiterspringen. Je höher die Geschwindigkeit, umso höher die Intensität und der Effekt.

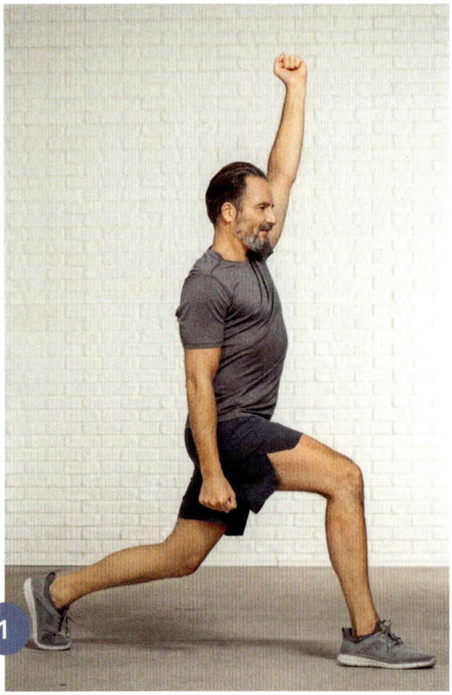

1

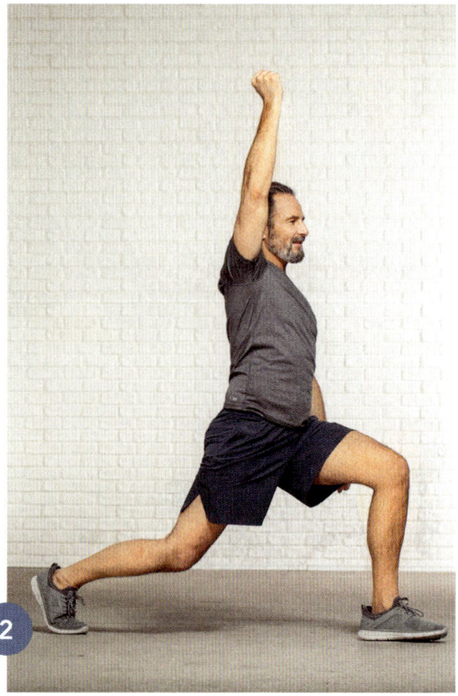

2

RÜCK-PLANKE

Dieser fordernde Bewegungsablauf bildet eine sehr effektive Ganzkörperübung, die insbesondere den unteren Rücken und den Rückenstrecker trainiert.

- Setzen Sie sich mit gestreckten Beinen auf den Boden. Die Hände hinter dem Po aufstützen, Finger zum Gesäß. Jetzt den Po so weit anheben, dass der Körper eine gerade Linie bildet. Kopf in Verlängerung der Wirbelsäule, Blick nach oben. (3)
- Rumpf, Po und Oberschenkel maximal anspannen. Heben Sie das linke Bein an, ohne dass die Hüfte absinkt. (4)
- Kurz halten, absetzen und ohne Pause das rechte Bein anheben.
- Im Wechsel weiterüben. Achten Sie besonders darauf, dass Sie nicht ins Hohlkreuz ausweichen – Rumpfmuskelspannung.

Schwerere Varianten

- Je höher Sie das Bein heben, umso schwerer wird es. Profis erreichen die Senkrechte, ohne dass der Körper absackt. Wie weit kommen Sie?
- Ziehen Sie das Knie des angehobenen Beins zur Brust.

Leichtere Varianten

- Stützen Sie sich auf die Unterarme. (5)
- Lösen Sie die Körperspannung und lassen Sie das Gesäß zwischendurch sinken, ohne es ganz abzusetzen.

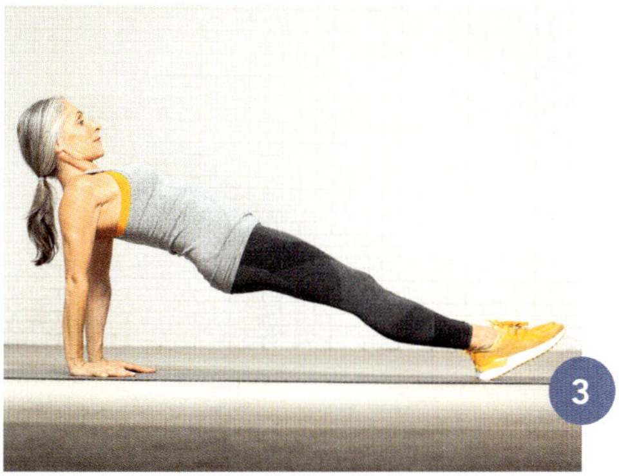

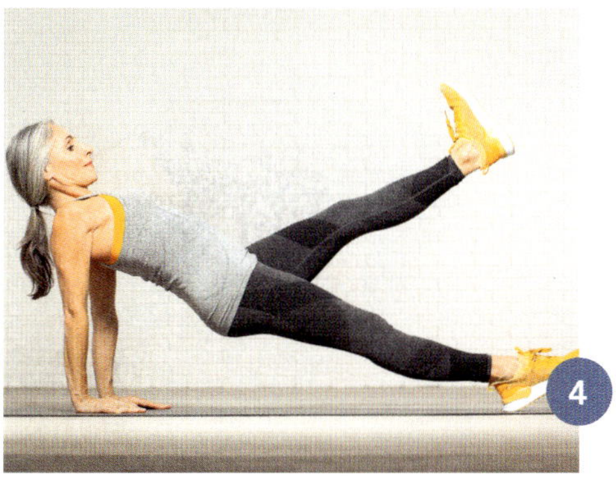

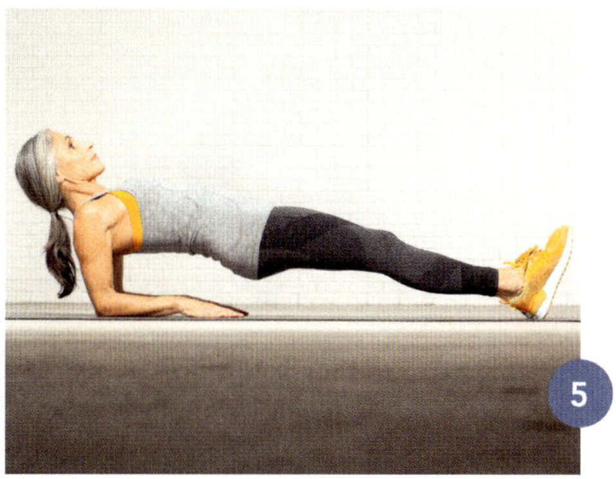

180-GRAD-JUMP-SQUATS

Mit dieser spritzigen Übung werden die vordere Oberschenkel- und die Gesäßmuskulatur sowie Ihre Schnellkraft und Koordinationsfähigkeit optimal trainiert.

- Stellen Sie sich aufrecht hin, die Füße sind etwas weiter als schulterbreit auseinander. Den Po absenken und in die tiefe Kniebeugeposition kommen. (1)
- Jetzt wird es dynamisch: Führen Sie einen explosiven Sprung aus und drehen Sie sich dabei um 180 Grad. Federn Sie die Landung ab und kommen Sie sofort wieder in die tiefe Kniebeuge, bevor Sie zum nächsten Squat ansetzen. (2)
- Die Fersen bleiben auf dem Boden aufgesetzt, der Blick ist geradeaus gerichtet. Achten Sie auf eine gerade Körperhaltung und lassen Sie sich nicht nach vorn fallen.

Schwerere Varianten

- Machen Sie nach der halben Drehung einen Sprung mit den Knien zur Brust.
- Berühren Sie mit den Händen den Boden, damit Sie so tief wie möglich aus der Hocke zum Sprung ansetzen können.

1

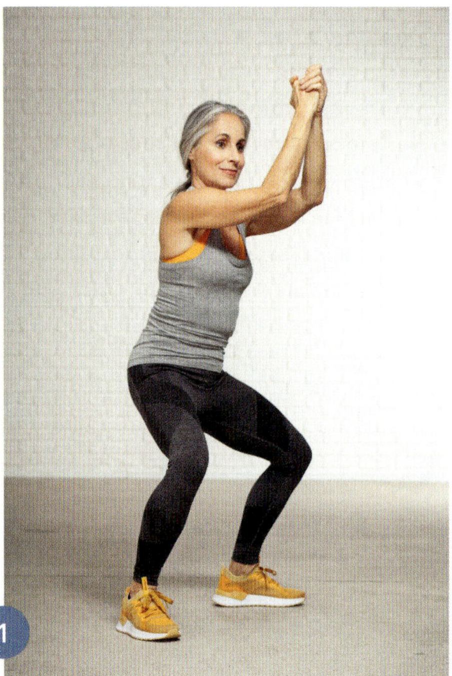

2

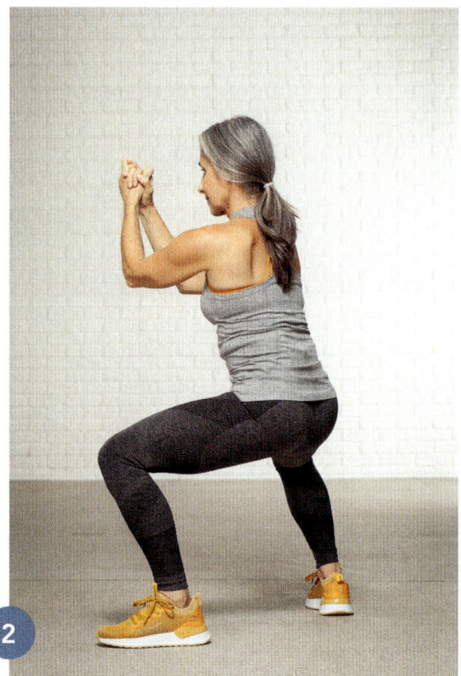

KOMBI-SEITSTÜTZ

Sie trainieren hier die geraden und schrägen Bauchmuskeln. Auch die Schenkelabspreizer am Oberschenkel (die Abduktoren, die das Hüftgelenk und Ihr Becken stabilisieren) werden intensiv gekräftigt. Sie absolvieren hier nacheinander drei unterschiedliche Bewegungen in einer einzigen Übung.

- Begeben Sie sich in die Seitstütz-Position. In der Seitlage sind die Beine gestreckt und Sie stützen sich mit einer Hand bei fast gestrecktem Arm auf dem Boden ab.
- Heben Sie die Hüfte und strecken Sie beide Beine, sodass Ihr gesamter Körper eine Linie bildet. (3) Den oberen Arm lang nach oben ausstrecken.
- Jetzt taucht der obere Arm unter der unteren Flanke durch (4) und Sie rotieren wieder zurück in die Ausgangsposition.
- Beugen Sie nun den oberen Arm und das obere Bein so an, dass sich die seitliche Rumpfmuskulatur kontrahiert. Knie und Ellbogen nähern sich einander. (5) Und zurück in die Ausgangsposition.
- Jetzt stützen Sie den oberen Arm in der Taille ab und heben (6) und senken die Hüfte. Die dritte Bewegung.
- Nun starten Sie wieder von vorn und wechseln anschließend die Seite.

Leichtere Variante

- Schalten Sie einen Gang runter, indem Sie alle drei Bewegungen der Übung im Unterarmstütz durchführen.

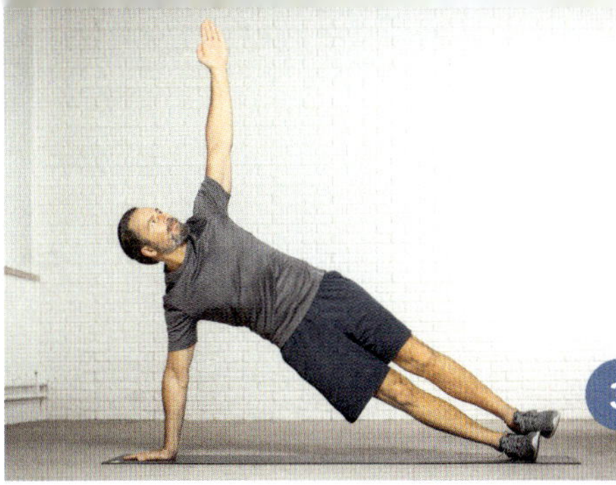

3

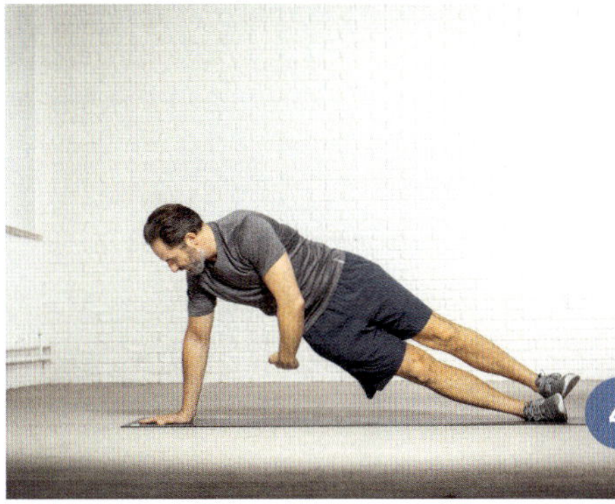

4

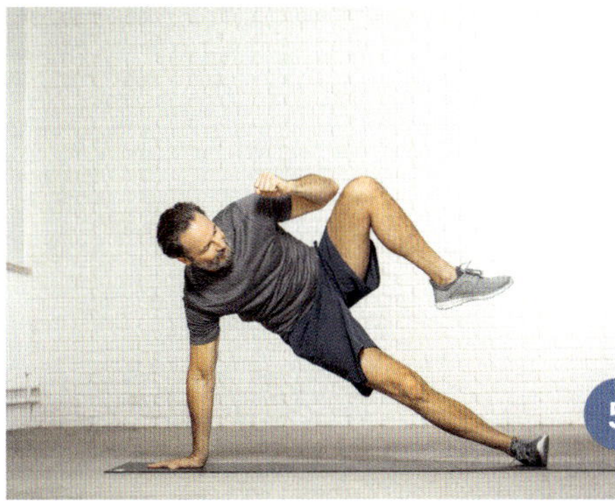

5

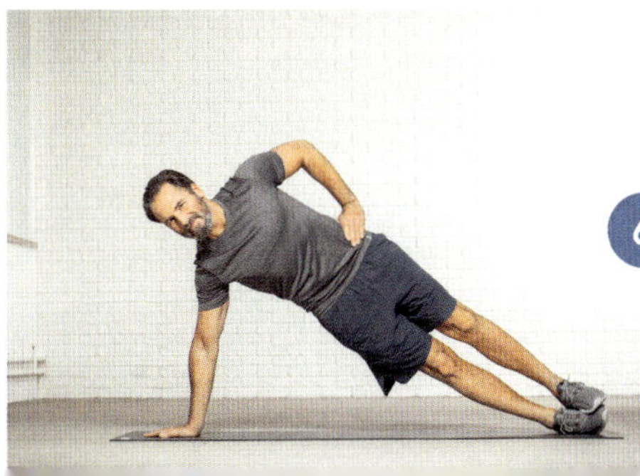

6

CALM-DOWN

Zum Schluss wieder runterkühlen, dehnen und dem Körper die Möglichkeit geben, sich zu regenerieren, die Trainingsreize zu verarbeiten und Muskelmasse aufzubauen.

DREHSITZ

Vertieft die Atmung bis in die Lungenspitzen, fördert die Beweglichkeit im Schulter- und Beckengürtel, stärkt die Abwehrkräfte, harmonisiert und gleicht aus.

- Aufrecht sitzen, Beine gestreckt.
- Das rechte Bein aufstellen, Fuß an der Außenseite des linken Knies. Den linken Arm um das rechte Knie legen. Der Oberkörper ist aufgerichtet. (1)
- Nun den rechten Arm gestreckt hinter den Rücken führen und die Fingerspitzen auf dem Boden aufsetzen.
- Bauch, Oberkörper, Schultern und zuletzt Kopf nach hinten drehen, über die Schulter schauen. Einige tiefe Atemzüge halten. Den Rücken dabei lang machen und die Drehung mit der Ausatmung vertiefen. (2)
- Zur Mitte zurückkehren und die Übung zur anderen Seite wiederholen.

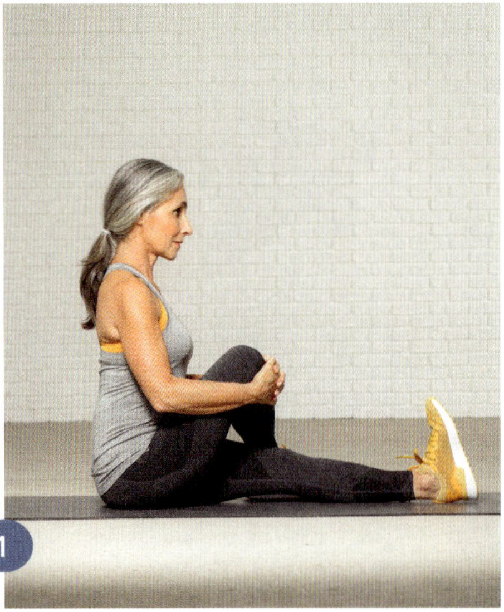

1

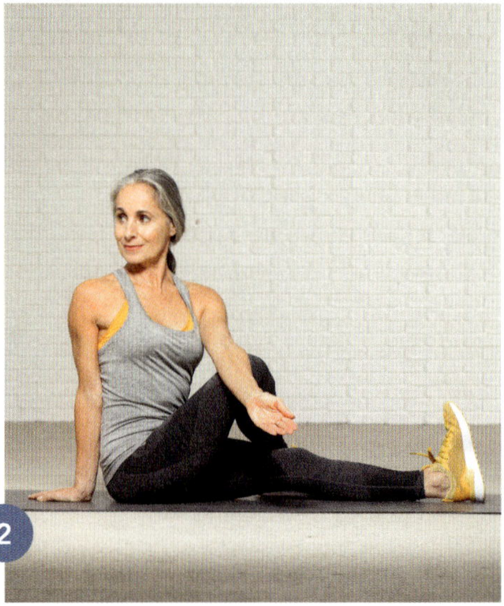

2

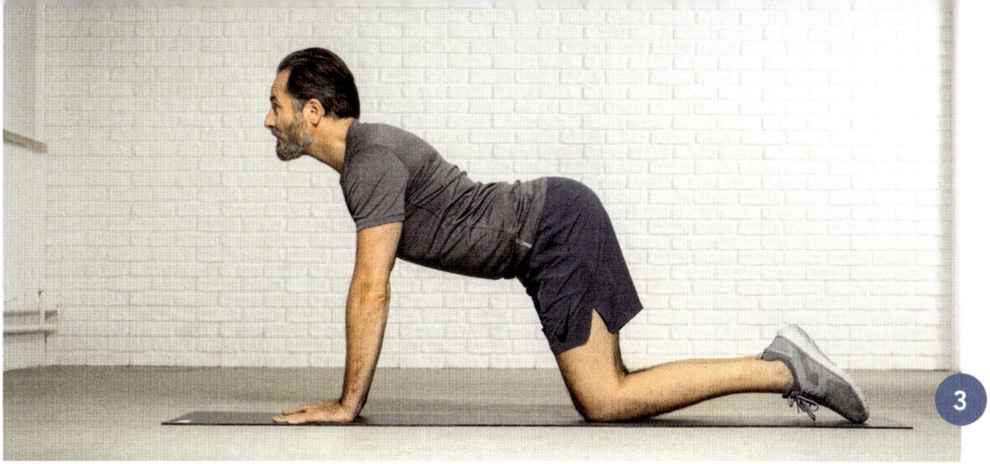

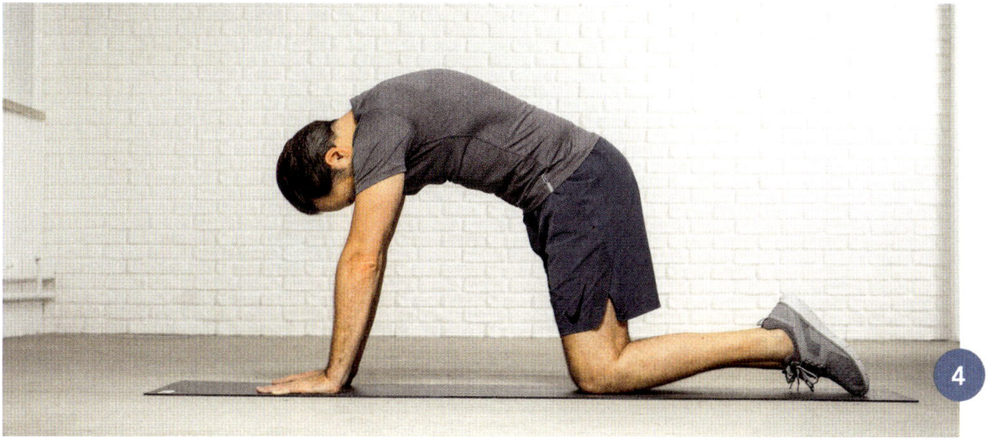

KATZE

Diese wohltuende Yogaübung mobilisiert die gesamte Wirbelsäule. Gleichzeitig wirkt sie beruhigend und zentriert den Geist.

- Vierfüßlerstand, Handgelenke unterhalb der Schultern, Knie unterhalb der Hüften und Rumpf parallel zum Boden.
- Beim Einatmen Ellbogen leicht beugen, Brust leicht nach vorn drücken und gleichzeitig die Schultern nach hinten ziehen. Am Ende des Einatmens Nacken nach hinten und Kopf vorsichtig nach oben strecken. (3)
- Mit dem Ausatmen vom Becken ausgehend Wirbel um Wirbel einen Katzenbuckel machen, Kopf dabei nach vorn unten sinken lassen. Ziehen Sie den Bauchnabel zur Wirbelsäule, um den Rücken noch runder zu machen. (4)
- Wiederholen Sie den Ablauf 4- bis 6-mal im eigenen Atemrhythmus.

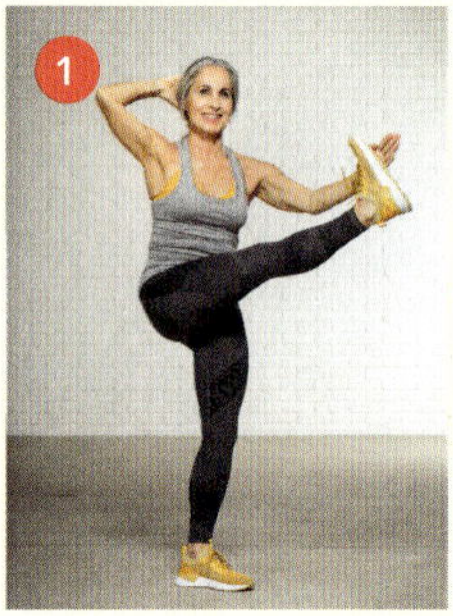

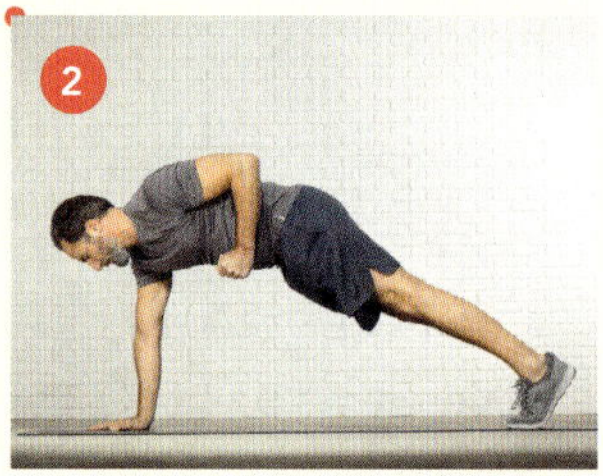

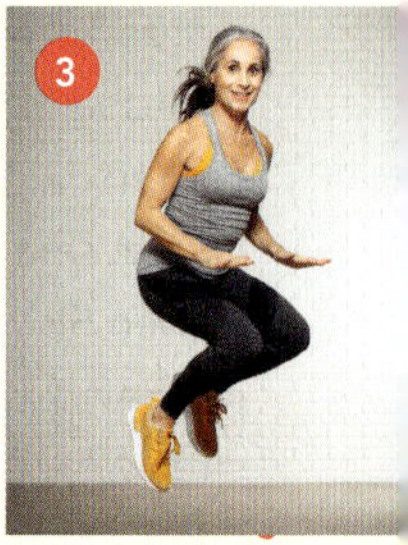

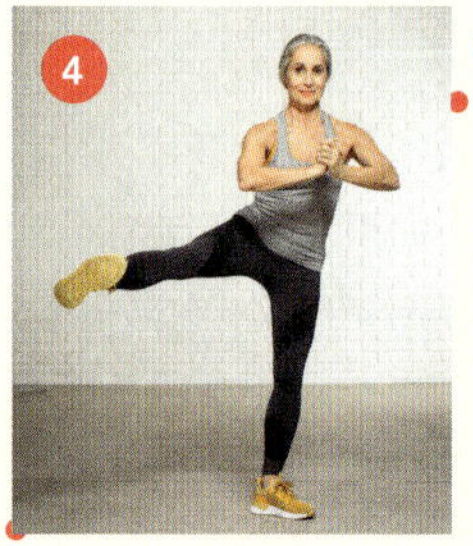

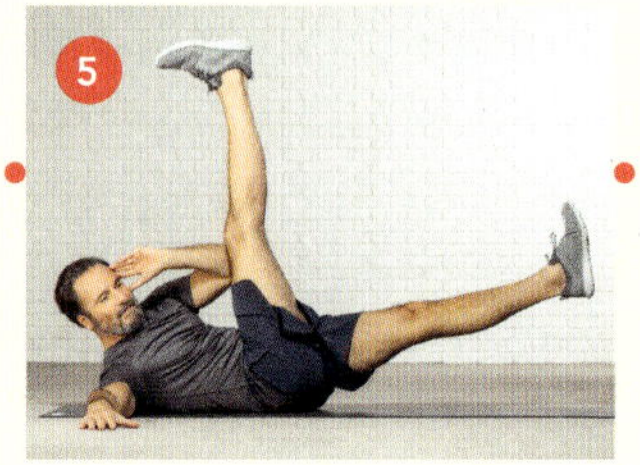

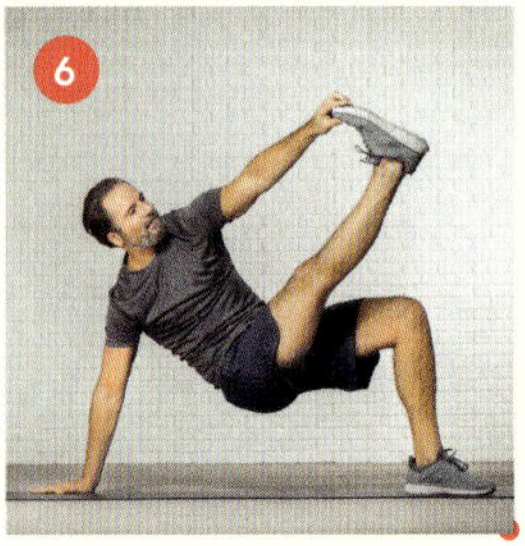

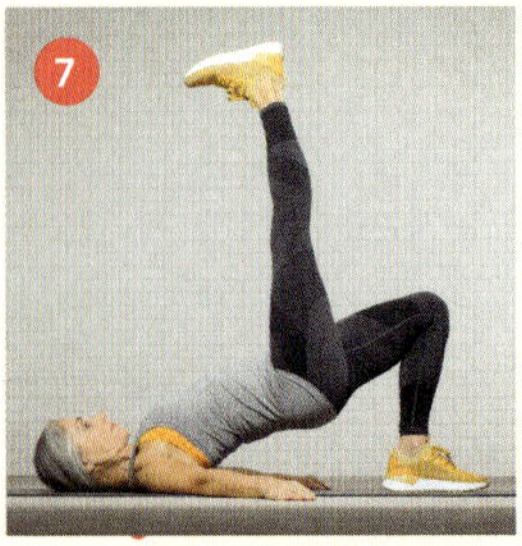

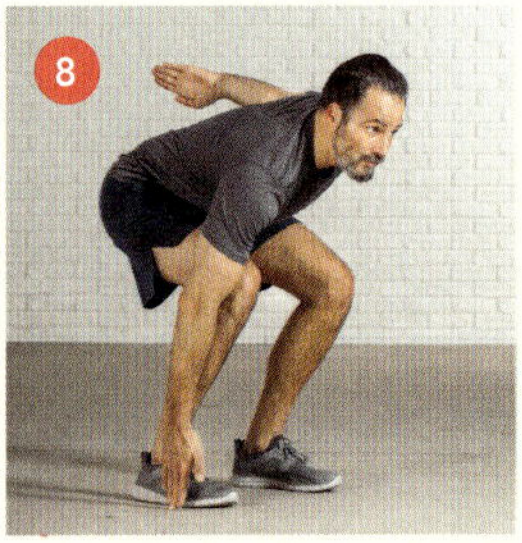

MUSKELAUFBAU STUFE 3, ZIRKEL 2

vorher: Warm-up
nachher: Calm-down
immer: AMRAP –
as many reps as possible

MUSKELAUFBAU STUFE 3: ZIRKEL 2

Für mehr Abwechslung in Ihrem Trainingsalltag gibt es hier einen weiteren Kraftzirkel für Fortgeschrittene. Wenn Sie bis hierhin gekommen sind, werden Sie Ihr Workout – und seine tollen Effekte – nicht mehr missen wollen.

SCHNELLES HOHES BEIN

Trainiert Ihre Po- und Beinmuskulatur und schult die Koordination. Zusätzlich wird die Schnellkraft gefordert.

- Sie stehen mit hüftbreit geöffneten Beinen aufrecht, Bauch- und Gesäßmuskeln sind angespannt. Das Brustbein ist angehoben. Führen Sie beide Hände an Ihrem Hinterkopf zusammen. (1)
- Heben Sie nun in einer fließenden, schnellen Bewegung das rechte Bein lang gestreckt, während Sie gleichzeitig den linken Arm nach vorn führen, sodass sich Hand und Fuß berühren. (2)
- Gehen Sie sofort zurück in die Ausgangsposition und wiederholen Sie die Bewegung mit der anderen Seite. Im schnellen Wechsel weiterüben – je schneller, umso effektiver wird es.

Leichtere Variante

- Halten Sie die Arme auf Schulterhöhe vor dem Körper gestreckt und bringen Sie das Bein jeweils zum gleichseitigen Arm. (3)

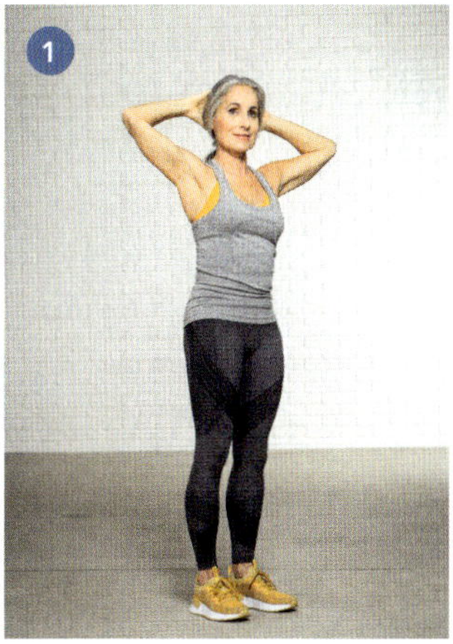

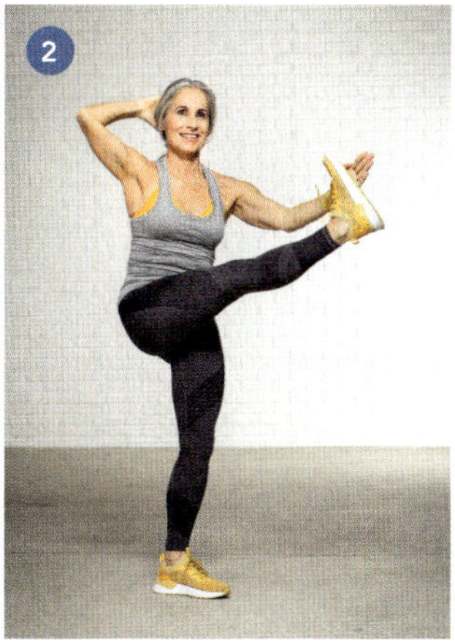

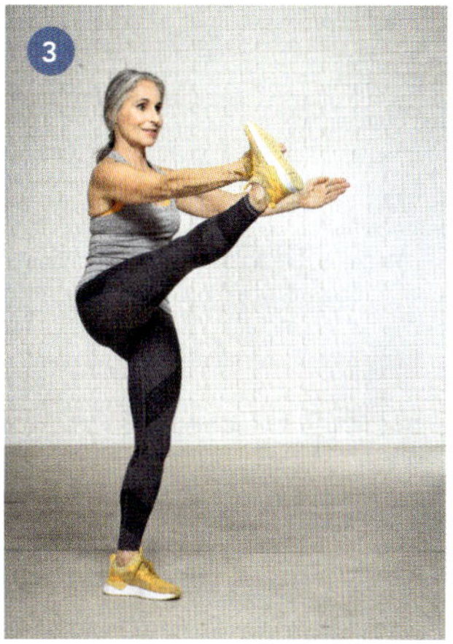

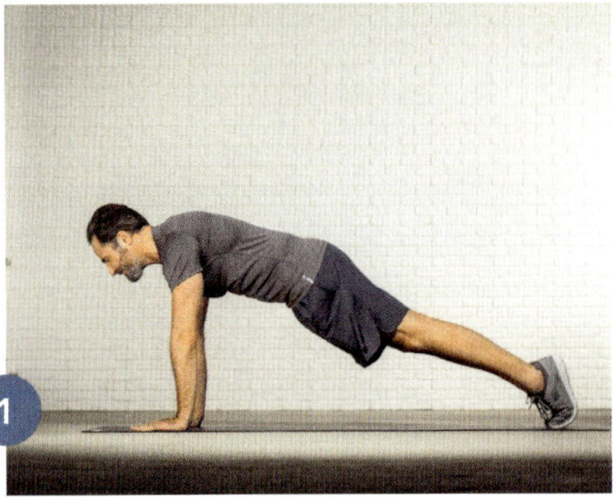

1

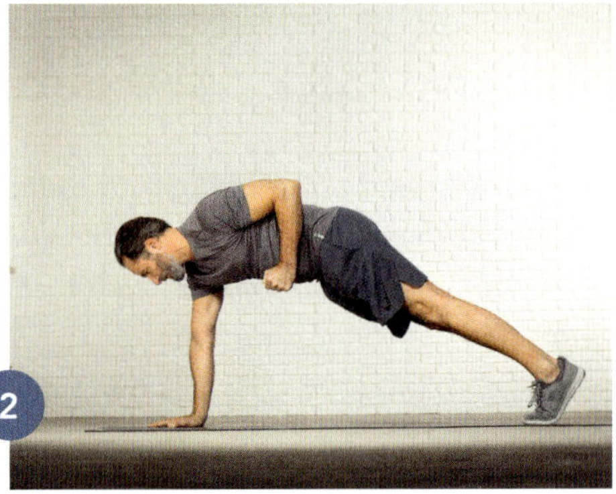

2

ELLBOW RAISE

Diese Übung ist ideal für die Muskulatur der Schultern und Arme, aber nicht zuletzt auch für die Stabilität von Rumpf und Beinen.

- Gehen Sie in die Plankposition, die Arme sind fast durchgestreckt. (1)
- Lösen Sie eine Hand vom Boden und führen Sie den Ellbogen so weit wie möglich in Richtung Decke. (2)
- Setzen Sie diese Hand wieder auf den Boden und lösen Sie die andere Hand. Achten Sie auf Ihr Gleichgewicht, das Becken muss parallel zum Boden bleiben.
- Bei dieser Übung kommt es auf den Rhythmus und die Frequenz der Armbewegung an. Versuchen Sie die Frequenz nach und nach zu erhöhen, während der Rumpf ganz stabil bleibt.

Schwerere Variante

- Beim Push-Up-Ellbow-Raise machen Sie zunächst einen Liegestütz und führen anschließend in einer fließenden Bewegung den Ellbogen als höchsten Punkt in Richtung Decke.

BLEIBEN SIE FLEXIBEL

Studien haben gezeigt, dass nicht nur die Stimmung Einfluss auf Mimik, Gestik und Haltung hat, sondern dass umgekehrt auch jede Körperhaltung eine Wirkung im psychischen Bereich auslöst. Wer gebeugt geht, fühlt sich eher niedergeschlagen. Eine aufrechte Haltung fördert dagegen die innere Stärke und das Selbstbewusstsein. Kennen Sie das? Je lockerer Sie sich körperlich fühlen, desto flexibler und reaktionsfähiger sind Sie auch im Kopf. Nicht umsonst gilt Beweglichkeit als ein Ausdruck von Jugendlichkeit und Dynamik.

SQUAT JUMP UND TUCK JUMP

Eine knallharte athletische Übung, die Beine und Po effektiv trainiert. Die Explosivität fordert die schnell zuckenden weißen Muskelfasern zum Wachsen auf.

- Stellen Sie sich etwas weiter als hüftweit hin und geben Sie die Arme nach hinten, um Schwung für den Sprung zu holen.
- Senken Sie jetzt den Po so weit ab, dass Sie in die Position der tiefen Kniebeuge kommen. (3)
- Nun pushen Sie sich nach oben und springen so weit wie möglich hoch. (4)
- Sanft landen und sofort erneut in die tiefe Kniebeuge kommen. Setzen Sie gleich zum nächsten Sprung an. In einer explosiven Bewegung ziehen Sie jetzt die Knie in Richtung Brust nach oben. Die Hände berühren die Oberschenkel. (5)
- Sanft und möglichst geräuschlos landen, dann die gesamte Kombi von vorn beginnen. Springen Sie zügig immer wieder nach oben und halten Sie den Rumpf aufrecht. Er behält jederzeit die Spannung.

Leichtere Variante

- Führen Sie lediglich den Squat aus, springen Sie also wiederholt einfach hoch. Ziehen Sie die Knie gar nicht oder nur aller fünf oder zehn Sprünge hoch.

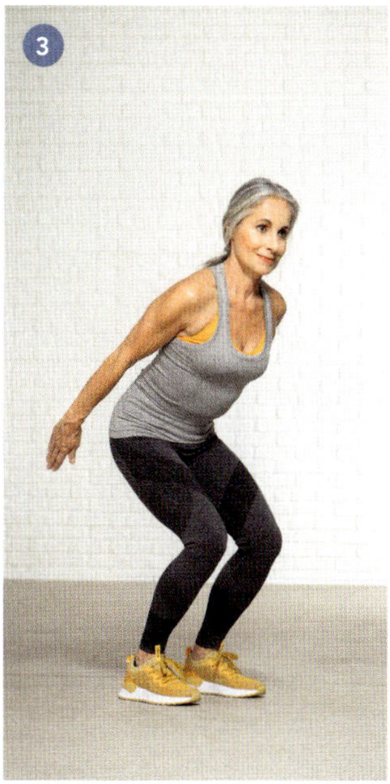

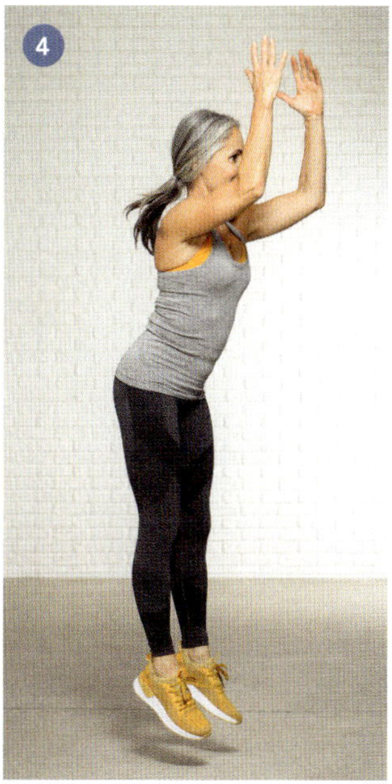

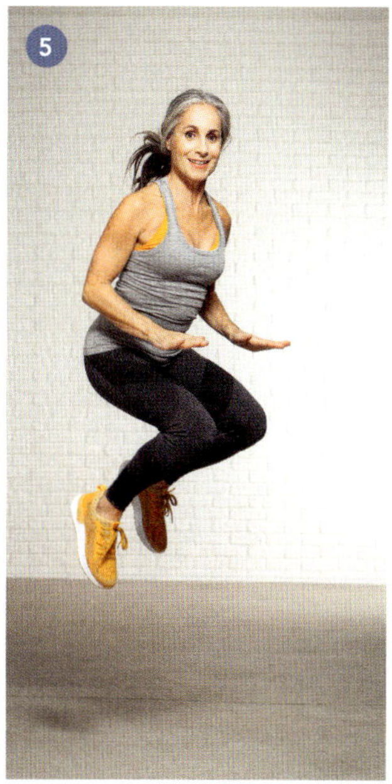

SQUAT & BEINHEBEN

Mit dieser Variante des Squat fordern Sie Ihre Gesäßmuskulatur stärker. Mit dem Beinheben erhöht sich der Anspruch, denn Hüfte, Po und das stabilisierende Bein müssen intensiver arbeiten.

- Sie stehen aufrecht, die Füße schulterbreit geöffnet, die Zehen zeigen nach vorn. Das Körpergewicht liegt auf den Fersen.
- Mit dem Einatmen gehen Sie in die tiefe Squatposition. (1)
- Ausatmen und über die Fersen hochdrücken. Die Pomuskulatur im Stand bewusst anspannen und ein Bein möglichst hoch seitlich anheben. Das Gewicht ruht auf dem Standbein. Beide Knie zeigen gerade nach vorn. (2)
- Das Bein absetzen und in die tiefe Squatposition zurückkehren.
- Wiederholen und diesmal das andere Bein seitlich heben.

Schwerere Variante

- Beugen Sie das Knie des angehobenen Beins und ziehen Sie Schulter und Ellbogen derselben Seite zum Knie hin. So wird zusätzlich die schräge Bauchmuskulatur trainiert. (3)

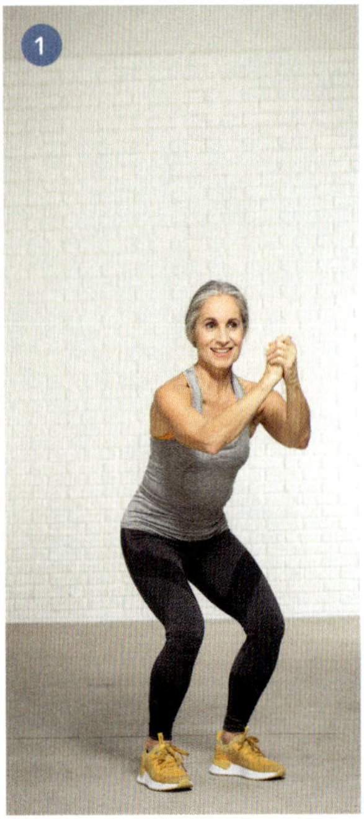

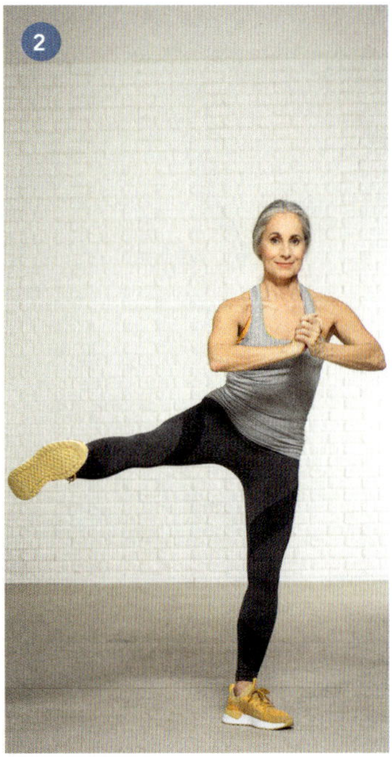

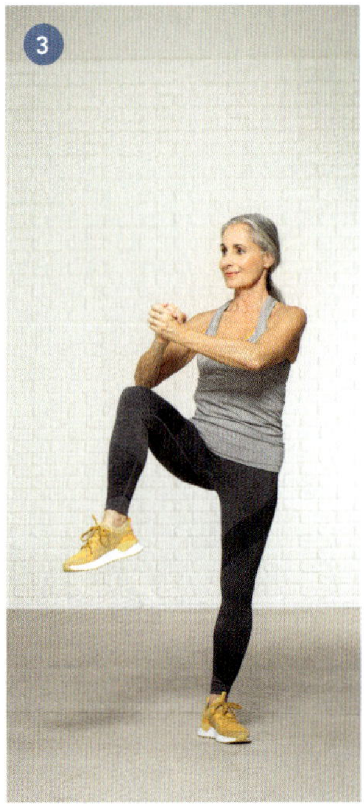

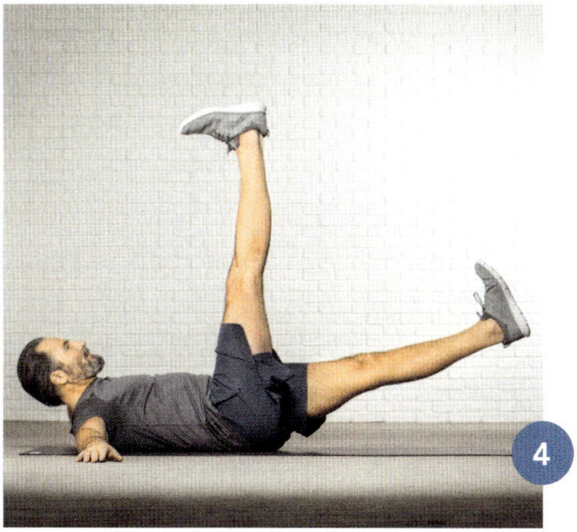

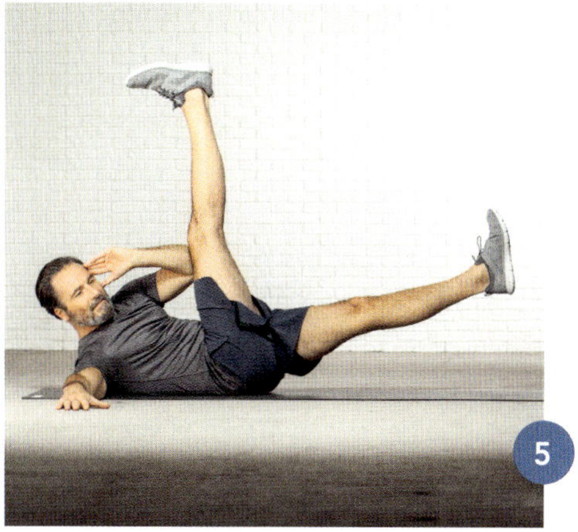

BEINSCHEREN-CRUNCH

Diese intensive Kombi trainiert die gesamte Bauchmuskulatur. Je mehr Sie den Oberkörper zur Seite eindrehen, desto mehr verlagert sich der Akzent auf die seitliche Bauchmuskulatur.

- Sie liegen mit gestreckten Beinen auf dem Rücken. Der rechte Arm ist seitlich abgelegt und die linke Hand liegt in der Höhe der Schläfe am Kopf.
- Heben Sie nun beide Beine einige Zentimeter vom Boden ab. Spannen Sie die Bauchmuskulatur an, indem Sie den unteren Rücken aktiv in die Unterlage drücken. Richten Sie den Oberkörper langsam auf und heben Sie das rechte gestreckte Bein zugleich nach oben. (4)
- Drehen Sie nun noch den Oberkörper so ein, dass Sie die linke Schulter Richtung rechtes Knie führen – ohne Schwung, nur mit der Kraft der Bauchmuskeln. (5)
- Gehen Sie langsam zurück in die Ausgangsposition, ohne die getreckten Beine anzulegen.
- Im fließenden Seitenwechsel fortfahren.

Schwerere Variante

- Halten Sie die Endposition für einen kurzen Moment. Alternativ können Sie in der oberen, mittleren und unteren Position jeweils kurz stoppen.

Leichtere Variante

- Ein Bein bleibt jeweils abgelegt.

AUFDREHER

Eine tolle Kombiübung für die geraden und seitlichen Bauchmuskeln sowie Ihre Schultern. Zusätzlich wird Ihre Koordination geschult und die Beweglichkeit der hinteren Oberschenkelmuskulatur verbessert.

- Starten Sie im Vierfüßlerstand. Achten Sie darauf, dass die Knie direkt unter den Hüften stehen. Der Blick geht zum Boden, der Hals ist in Verlängerung der Wirbelsäule.
- Stellen Sie die Zehen auf und geben Sie Druck auf die Hände, um die Knie vom Boden zu lösen und in der Luft zu halten. (1)
- Die Unterschenkel sind parallel zum Boden. Verlagern Sie das Gewicht auf die rechte Hand und heben Sie die linke Hand zur Seite an. Gleichzeitig heben Sie den rechten Fuß und führen ihn unter dem Körper hindurch auf die andere Seite. Dazu drehen Sie sich über die Zehen des linken Fußes im Uhrzeigersinn mit. (2)
- Strecken Sie das rechte Bein und halten Sie es so hoch wie möglich in der Luft. Führen Sie den linken Arm auf Schulterhöhe nach vorn und schieben Sie die Finger zu den Zehen des rechten Fußes. (3)

1

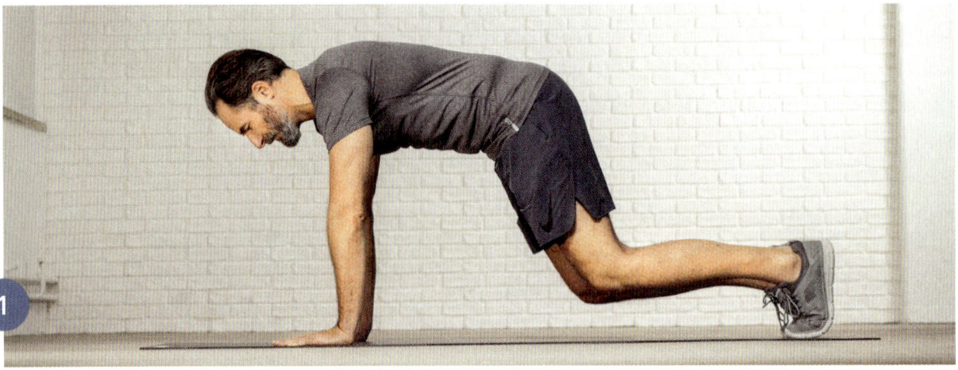

2

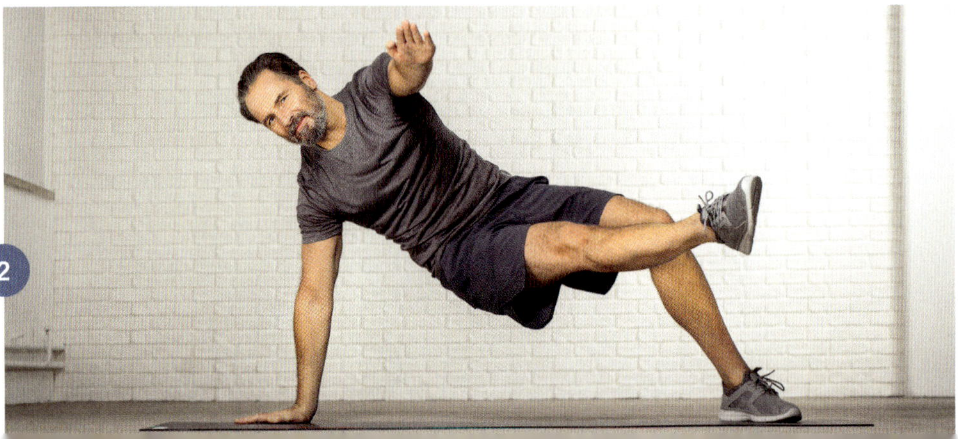

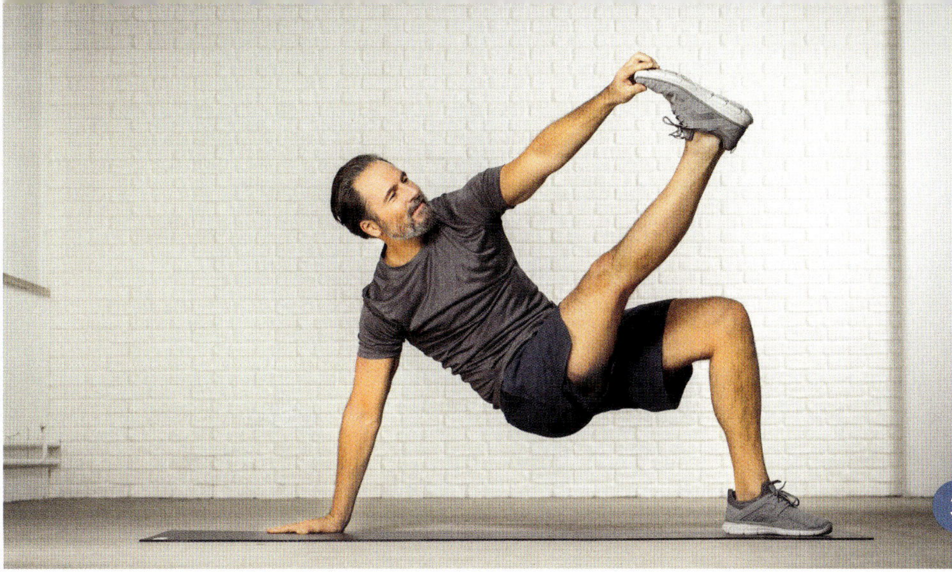

3

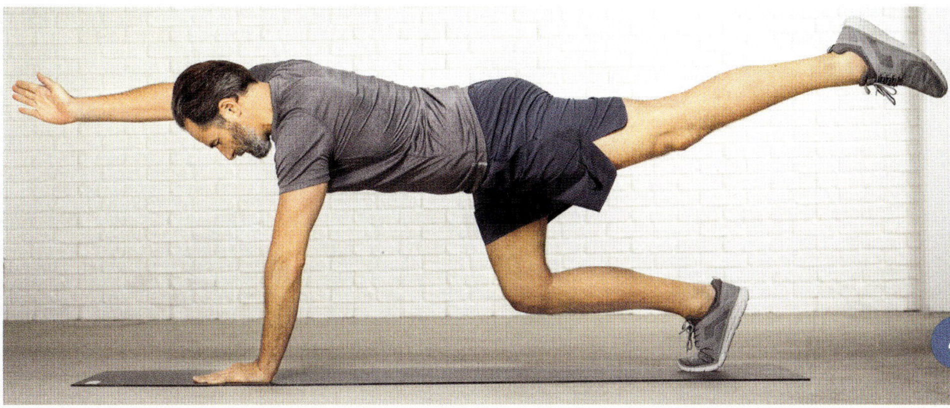

4

- Gehen Sie auf dem gleichen Weg zurück in die Ausgangsposition und wiederholen Sie den Ablauf zur anderen Seite.

Schwerere Variante

- Senken Sie in der Zielposition das Bein auf Kniehöhe des anderen Beins ab und heben Sie es sofort wieder an. Wiederholen Sie diese Bewegung 2- bis 5-mal, ehe Sie in die Ausgangsposition zurückgehen.

Leichtere Variante

- Verzichten Sie auf die Drehung und heben Sie den Fuß nur etwas an. Wenn Sie es sich zutrauen, strecken Sie den gegenseitigen Arm auf Schulterhöhe nach vorn. (4)

BECKENHEBEN

Eine tolle Übung zur Kräftigung der Oberschenkel, der Gesäß- und der unteren Rückenmuskulatur. Die Körpervorderseite wird außerdem geöffnet und die rückwärtigen Muskelketten erfahren eine Kräftigung. 1a für eine gute Körperhaltung.

- Sie liegen auf dem Rücken. Beide Arme auf dem Boden ablegen und seitlich ausstrecken. Das gibt Stabilität.
- Den Kopf entspannt ablegen. Das Kinn nicht zur Brust ziehen, die Halswirbelsäule bleibt neutral. Blick zur Decke.
- Stellen Sie den linken Fuß möglichst nah am Körper auf. Heben Sie das rechte Bein gestreckt senkrecht in die Luft. Ziehen Sie die Fußspitzen an. (1)
- Bauen Sie Druck auf den linken Fuß auf und drücken Sie Rumpf und Po so hoch wie möglich. Spannen Sie dazu die Gesäßmuskulatur fest an.
- Halten Sie die Spannung, sodass die Hüfte nicht zur Seite kippt. Das Becken so weit wie möglich nach oben pushen. (2)
- Senken Sie das Gesäß wieder ab, ohne es abzulegen.
- Erneut so weit wie möglich nach oben führen. Setzen Sie Ihre ganze Power ein.
- Nach der Hälfte der Zeit führen Sie die Übung mit dem linken Bein in der Luft aus.

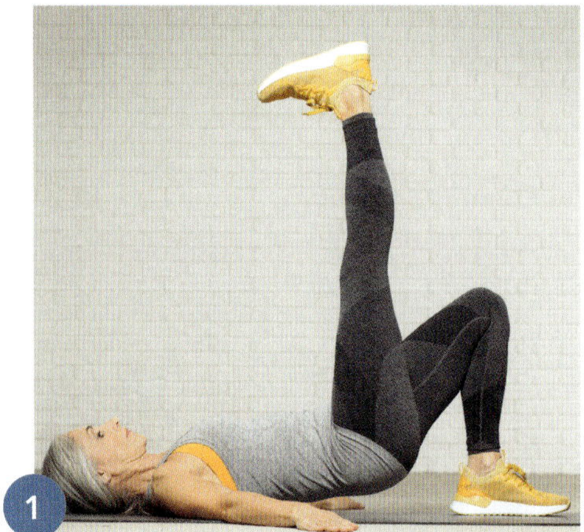

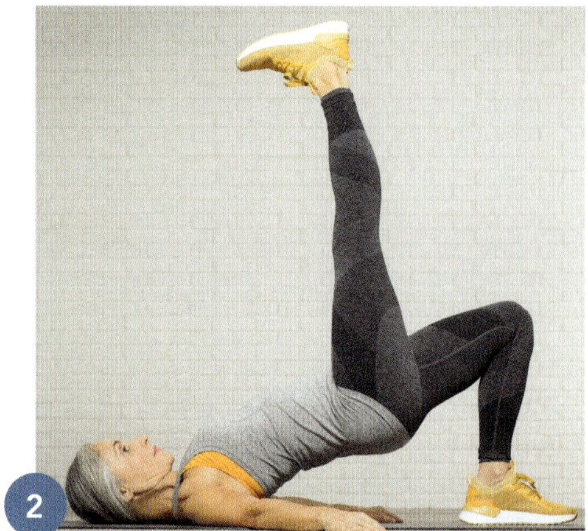

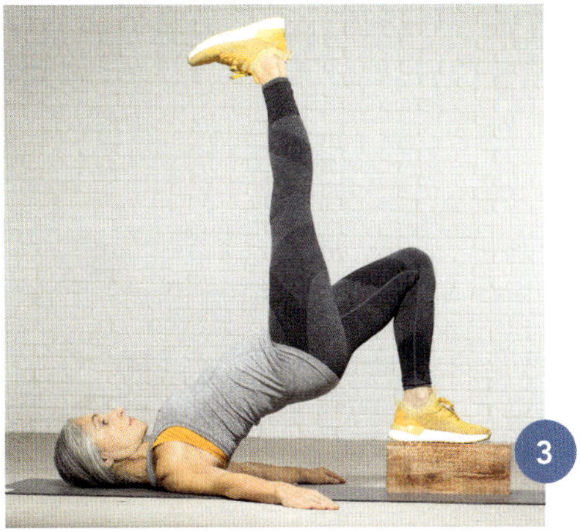

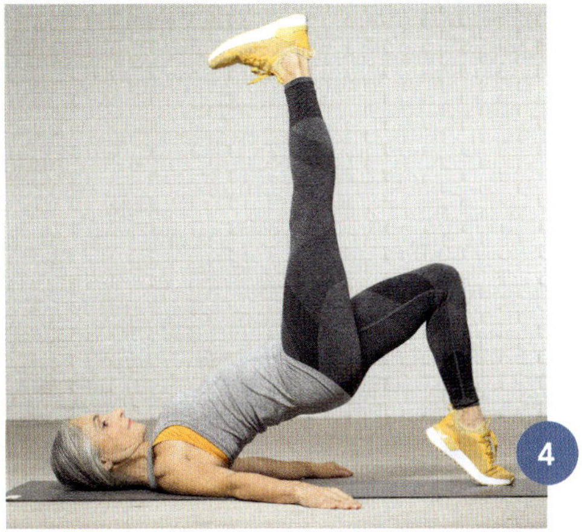

Schwerere Varianten

- Wer es noch schwerer mag, setzt das Stützbein auf der Sitzfläche eines Stuhls ab. Es reicht aber auch ein kleiner Stapel Bücher oder eine ähnliche Erhöhung. (3)
- Oder Sie stellen die Füße auf die Zehenspitzen und bringen so Ihre Wadenmuskulatur mit ins Spiel. (4)
- Stellen Sie den unteren Fuß auf ein Kissen oder ein zusammengerolltes Handtuch. Die leichte Instabilität fordert die Rumpfmuskeln noch mehr. Bei all diesen Varianten geht es wieder darum, das Becken mehrfach möglichst hoch anzuheben.

Leichtere Varianten

- Lassen Sie beide Füße aufgestellt auf dem Boden und führen Sie die Übung aus dieser Position heraus aus.
- Legen Sie das angehobene Bein auf dem anderen Oberschenkel ab, das Knie zeigt nach außen. (5)

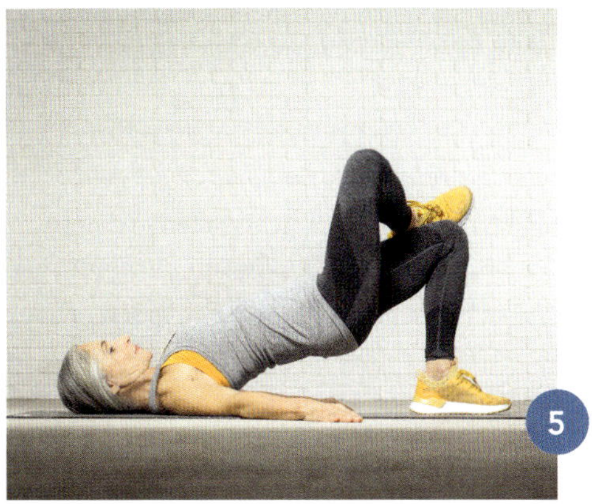

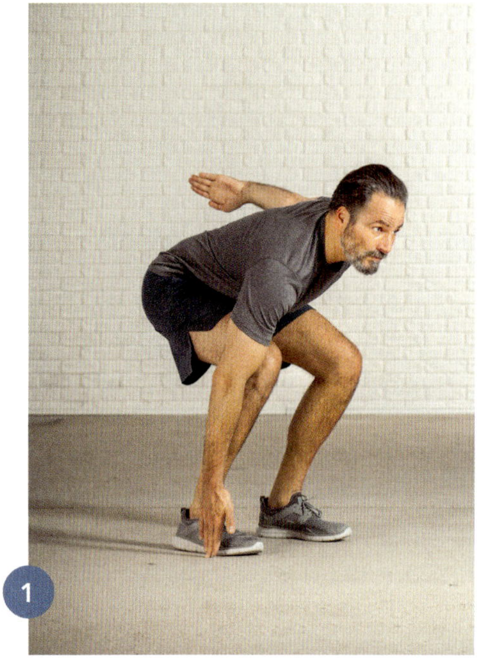

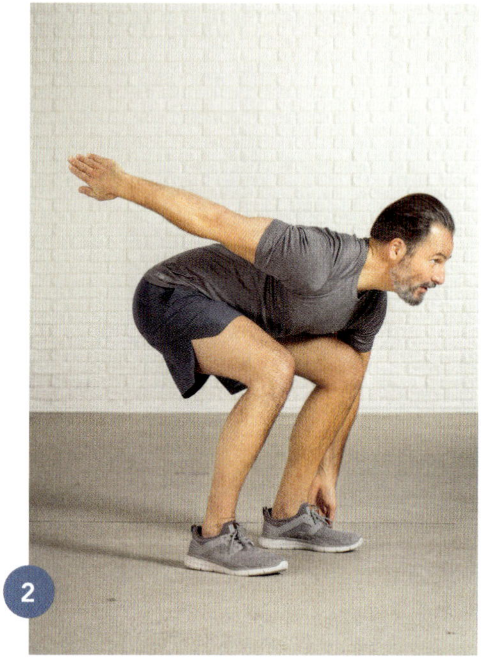

KNIEBEUGEN MIT FINGERZEIG

Eine weitere ausgezeichnete Übung für Ihre gesamte Bein- und Gesäßmuskulatur, die außerdem Koordination, Beweglichkeit und Ausdauer einbezieht.

- Stellen Sie sich etwas mehr als hüftbreit auf.
- Nun die Knie stark beugen, den Po weit absenken und mit den gestreckten Fingern der rechten Hand den Boden berühren. (1)
- In einer schnellen, aber dabei fließenden Bewegung aufrichten und einen Schritt nach links springen.
- Sofort wieder in die tiefe Kniebeuge kommen. Jetzt mit der linken Hand den Boden berühren (2) und anschließend sofort zurück nach rechts springen.
- Im schnellen Wechsel ohne Pause mehrfach wiederholen.

Schwerere Varianten

- Gehen Sie so tief in die Hocke, dass Sie die Handfläche vollständig auf dem Boden auflegen können.

Leichtere Variante

- Führen Sie die Hand nur bis auf Höhe der Waden. Der andere Arm schwingt trotzdem zurück, das gibt eine gute Dynamik.

CALM-DOWN

Auch hier die passenden Übungen zum Dehnen und Abschließen des Trainings. Sie kühlen runter und entspannen dabei nicht nur den Körper, sondern ganz bewusst auch den Geist. Sie geben Ihrem gesamten System die Gelegenheit, sich zu regenerieren.

VORBEUGE

Diese exzellente Entspannungsübung dehnt den Rücken und die Beinrückseite.

- Aufrecht stehen, die Füße etwa hüftbreit auseinander.
- Einatmen und die Arme über den Kopf heben. (3) Beim Ausatmen aus der Hüfte mit geradem Rücken nach vorn beugen. Dabei die Arme seitlich absenken, bis die Finger den Boden berühren.
- Knie leicht beugen, sodass der Oberkörper locker und entspannt ist. Nacken, Kiefer und den oberen Rücken entspannen. (4)
- Einatmen, aufrichten und die Arme seitlich wieder über den Kopf heben. 3- bis 5-mal wiederholen.
- Schwerer wird es, wenn Sie nach dem Entspannen des Nackens und des oberen Rückens die Hände von außen um die Füße legen und den Oberkörper aktiv zu den Beinen ziehen. Zur Intensivierung einige Atemzüge lang halten.

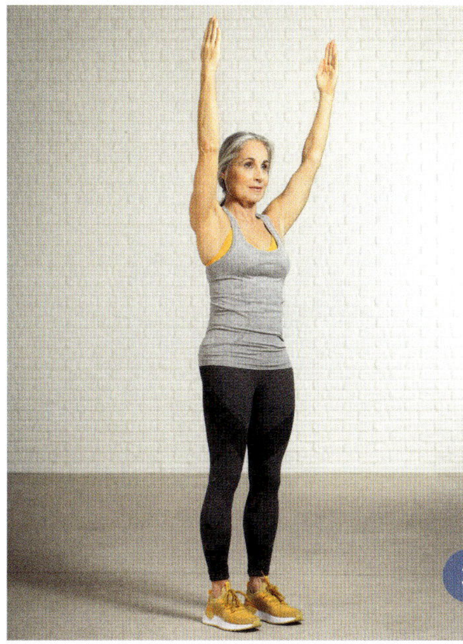

3

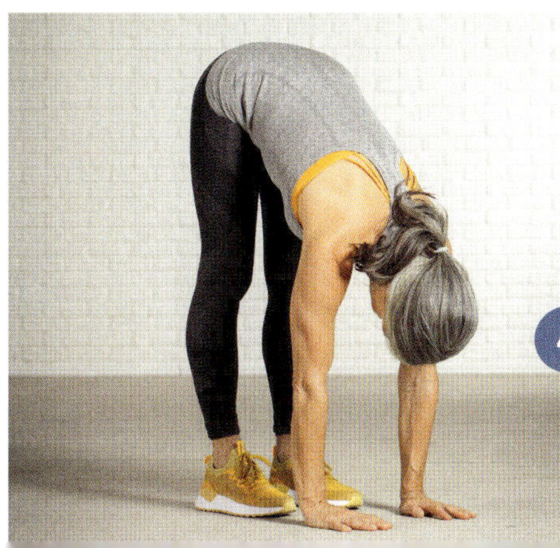

4

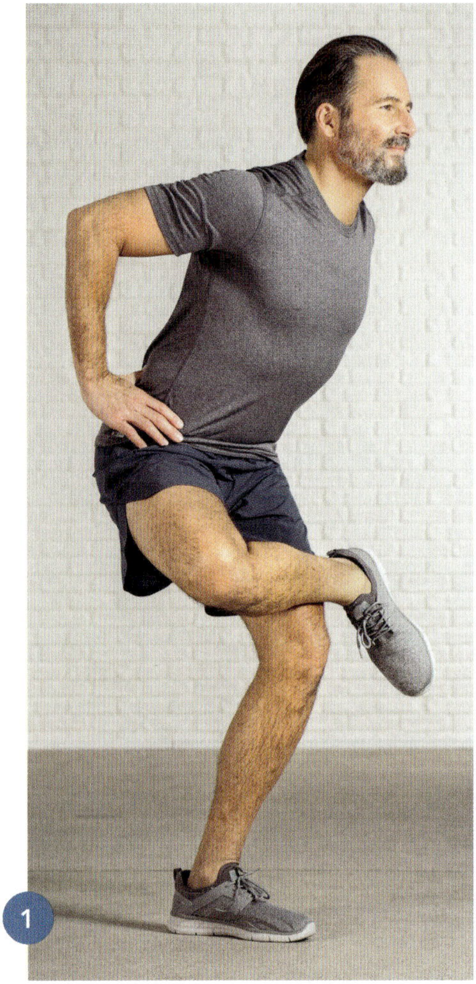

HÜFT- UND GESÄSSSTRETCH

Eine bewährte Übung zur Dehnung der Hüftgelenk-Abduktoren. Nebenbei schulen Sie Ihren Gleichgewichtssinn.

- Im aufrechten Stand legen Sie den rechten Fuß über das linke Knie.
- Das Knie beugen und den Rücken lang machen. Kopf und Rücken bilden dabei eine Linie.
- Neigen Sie jetzt den Oberköper nach vorn und schieben Sie das Gesäß weiter nach hinten, bis Sie die Dehnung in der rechten Hüfte und im Gesäß spüren. (1)
- Variieren Sie die Stärke der Dehnung durch den Druck auf dem angewinkelten Bein.
- Halten Sie während der gesamten Übung die Bauchmuskulatur angespannt, das Brustbein ist angehoben und der Rücken ist lang und gerade.
- Auf der anderen Seite wiederholen.

FREUNDSCHAFTEN PFLEGEN

Nicht nur ein gut trainierter und ausreichend bewegter Körper hält uns jung. Auch das Soziale entscheidend, die Begegnungen, der Austausch, das Miteinander. Wer sich aktiv und liebevoll um seine Freundschaften und engeren Beziehungen kümmert, ist zufriedener – und fühlt sich meist auch jünger. Pflegen Sie also die Kontakte, die Ihnen am Herzen liegen.

DER HUND

Diese Yogaübung dehnt die Beinrückseite und die Wadenmuskulatur. Sie beugt dem Rundrücken vor, fördert die allgemeine Entspannungsfähigkeit und erfrischt als sogenannte Umkehrposition den Geist.

- Im Vierfüßlerstand auf die Zehen gehen, die Hüften anheben und den Po nach oben schieben, sodass sich die Brust den Schienbeinen nähert.
- Den Kopf etwas anheben und den Nacken gerade lassen. Die Knie bleiben leicht gebeugt, die Fersen können sich etwas vom Boden lösen.
- Konzentriert die Hüften weiter anheben und die Brust weiter zu den Schienbeinen ziehen. Die Schultern bleiben geöffnet, der Kopf entspannt.
- Die Wirbelsäule sollten Sie in dieser Position so lang wie möglich strecken. Halten Sie zugleich Ihre Schultern entspannt und weiten Sie Ihren Brustkorb mit jedem Atemzug. Strecken Sie das Becken nach hinten oben. Wenn möglich, drücken Sie die Fersen zum Boden. (2)
- 4 bis 6 tiefe Atemzüge lang halten.
- Anschließend hinknien und im Fersensitz nachwirken lassen.

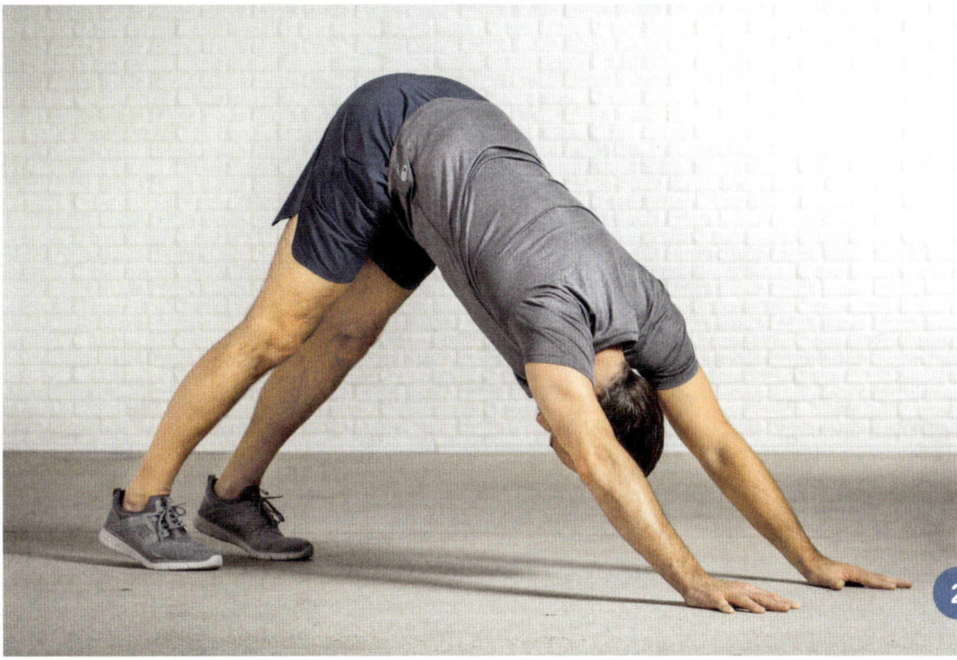

2

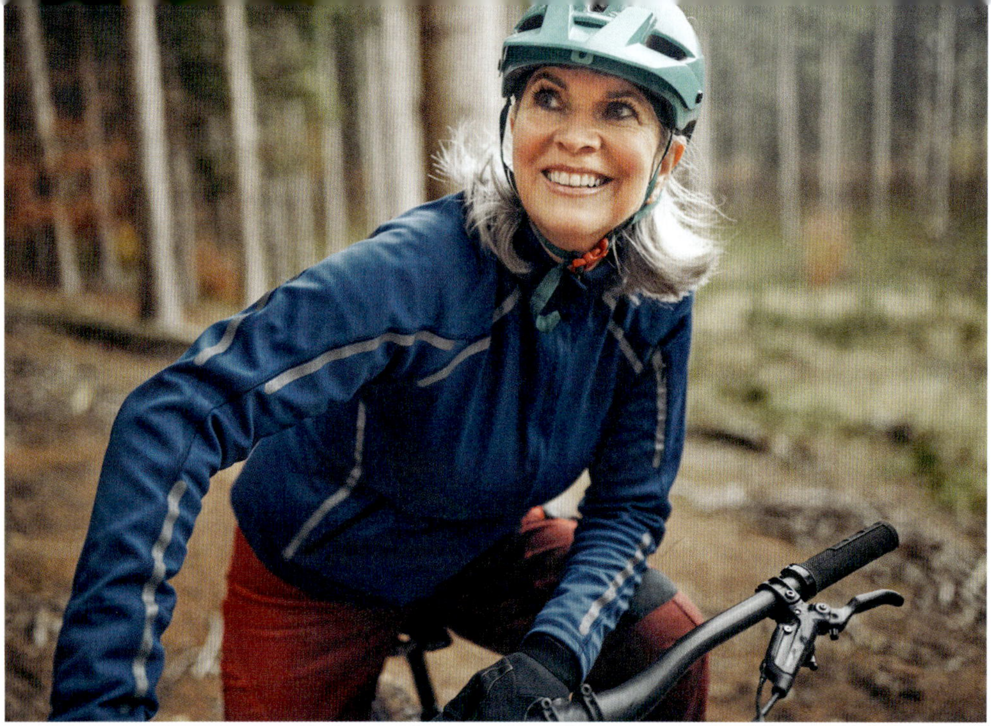

WIE GEHT'S JETZT WEITER?

Herzlichen Glückwunsch und ein großes Kompliment! Sie haben alle drei Phasen des HIIT-Muskeltrainings absolviert. Das ist eine große Leistung, denn wie Sie wahrscheinlich wissen, ist kaum etwas so schwierig, wie konsequent zu trainieren.

Haben Sie durchgehalten, dann fühlen Sie sich sicherlich schon deutlich stärker und fitter als noch vor einigen Monaten. Sie sind an die eigenen Grenzen gestoßen, um sie dann zu sprengen, und können verdammt stolz auf sich sein! Jetzt, wo Sie die wichtigsten Übungen und Trainingsgrundlagen beherrschen, werden Sie nicht mehr aufhören wollen. Ab jetzt können Sie Ihr Training immer mehr selbst gestalten. Mit Ihrem Körper können – und sollten – Sie ein Leben lang trainieren. Denn sobald Sie aufhören, rutschen Sie zurück. Doch wenn Sie die Erfolge spüren und für genügend Abwechslung sorgen, dann wird es Ihnen nie langweilig bei Ihrem Anti-Aging-Programm.

EINSTELLUNGSSACHE

Zu einem perfekten Workout gehört immer, dass Sie sich völlig auf Ihr Training und Ihren Körper konzentrieren. Viele Sportler sagen, dass es ohnehin der Geist ist, der den Besten von den anderen unterscheidet. Im Spitzensport zeigt sich das deutlich, denn die körperlichen Voraussetzungen sind bei Profisportlern immer ideal, doch nur diejenigen, die auch mental aufs Ganze gehen, können die Nummer eins sein. Genauso können auch Sie Ihr gesamtes körperliches Potenzial nutzen. Sie können Ihren Körper weiter entsprechend Ihrer Ziele verändern und biologisch verjüngen, wenn Sie Ihren Geist miteinbeziehen. Wenn Sie weiter trainieren, sollten Sie vor allem immer Ihre Erfolge vor Augen haben, statt auch nur einen Gedanken an mögliche Misserfolge zu verschwenden. Rufen Sie sich immer wieder positive geistige Bilder in den Sinn – diese Bilder ergeben letztlich Ihr Selbstbild. Kreieren Sie also ein positives Selbstbild, das Ihnen hilft, die Ziele zu erreichen, die Sie sich gesetzt haben.

SO BLEIBEN SIE AKTIV

Nach den sechs Monaten geht es intensiv weiter. Variieren Sie Ihr Training ab jetzt alle sechs Wochen ein wenig. Hauptsache, Sie bleiben aktiv und weiten Ihr Potenzial.

- Je nach Tagesform können Sie zum Beispiel eine Runde dranhängen oder die Belastungsphasen und Pausen variieren.
- Probieren Sie neue Übungsvarianten oder Sie verändern die Ausgangsposition: Stehen Sie breiter oder schmaler, gehen Sie tiefer in die Hocke oder stützen Sie sich im Plank oder Seitstütz mal auf die Ellbogen und mal auf die Hand. Die Muskulatur wird so jedes Mal etwas anders belastet.
- Sie können auch im Tempo variieren und manche Übungen geradezu explosiv üben.
- Umgekehrt können Sie bei allen dafür geeigneten Übungen Ihren Körper mal bewusst langsam und wie in Zeitlupe gegen die Schwerkraft nach unten absenken. Dadurch wird besonders viel Kraft aufgebaut.
- Oder führen Sie Ihren Zirkel mal in umgekehrter Reihenfolge durch.
- Absolvieren Sie idealerweise auch immer wieder ein Ausdauertraining, wie es im nächsten Kapitel beschrieben wird.

Für welche Variante Sie sich auch entscheiden, 10 Prozent Veränderung pro Woche sind völlig ausreichend, um neue Reize zu setzen. Machen Sie also 10 Prozent mehr Wiederholungen oder 10 Prozent weniger Pause. Kleine Schritte, große Wirkung.

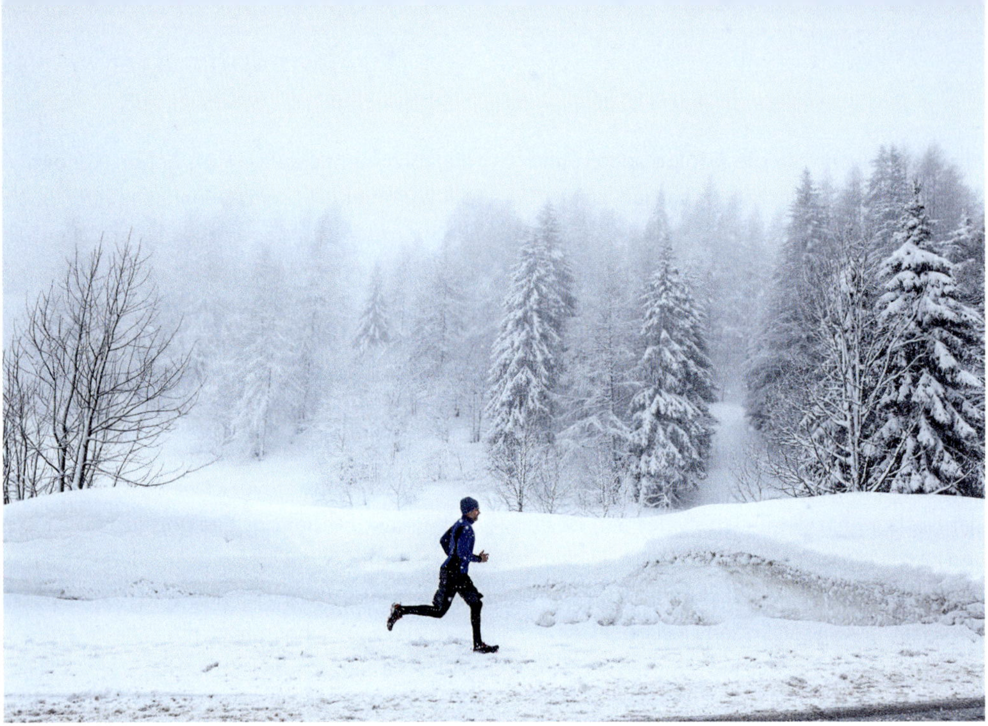

DAS JUGEND-PLUS: AUSDAUERTRAINING

Sie sind innerhalb der letzten Monate zur Topform gereift. Sie haben sich selbst bewiesen, dass Ihnen Ihre Gesundheit und Jugendfrische etwas wert ist. Sie können jetzt gut und gern mit einem dreimaligen Zirkeltraining pro Woche fortfahren. Oder Sie testen eine weitere wesentliche Komponente: den Ausdauersport. Dem wichtigsten Muskel in Ihrem Körper sieht man nämlich nicht an, wie gut er trainiert und wie alt er biologisch ist. Doch er macht den Unterschied: das Herz, der Motor des Organismus. Kombinieren Sie also Kraftzirkel und Lauftraining – und kommen Sie weiter in Bestform.

Wissenschaftler der University of Science and Technology in Trondheim haben herausgefunden, dass im Bereich der Ausdauer ein hochintensives Intervalltraining bestens geeignet ist, die Fähigkeit zur Sauerstoffaufnahme – die VO2 max – deutlich zu verbessern und das Herz zu trainieren. Beides wesentliche Faktoren des biologischen Alters.

HERZENSANGELEGENHEITEN

Am wohlsten fühlt sich der Herzmuskel, wenn er gefordert wird. Arbeitet er effektiv, funktioniert auch der Stoffwechsel perfekt, Nährstoffe werden optimal verwertet und die Sauerstoffsättigung der Zellen verbessert. Auf mikrobiologischer Ebene wurde bei diesem Training ein deutlicher Telomerase-Anstieg nachgewiesen, zusätzlich wirkt es sich besonders positiv auf die Mitochondrien, die »Kraftwerke« unserer Zellen, aus.
Nebenbei bildet Ihr Körper während einer knackigen HIIT-Ausdauersession vermehrt körpereigene Opiate. Wer nach einem anstrengenden Tag genervt und kaputt ist, fühlt sich anschließend wieder entspannt und ausgeglichen. Die erhöhte Ausschüttung des Einschlafhormons Melatonin lässt uns abends gut ins Bett kommen und morgens wieder topfit aufstehen. Zugleich wird die Produktion des Stresshormons Cortisol gedrosselt. Und wer das Bett nicht nur zum Schlafen verwendet, sollte wissen, dass ausdauertrainierte Menschen um bis zu 30 Prozent mehr Sexualhormone produzieren. Obendrein werden wir auch noch erfolgreicher, denn das Ausdauertraining steigert auch Konzentrations-, Gedächtnisfähigkeit sowie Kreativität.

DAS SECHS-WOCHEN-PROGRAMM

Der Clou dieses Trainings ist der Wechsel zwischen kurzen explosiven Perioden in Form von Bergläufen oder Sprints mit längeren Einheiten der aktiven Erholung. Der im Folgenden empfohlene Plan wurde in einer Studie getestet, bei der herauskam, dass genau festgelegte Vollgas-Intervalle von jeweils vier Minuten bei 85 bis 95 Prozent der maximalen Herzfrequenz (MHF) und die dazugehörige Erholungsphase ideale Ergebnisse mit Blick auf die Verbesserung der VO2 max, also die maximale Sauerstoffaufnahme, liefern. Damit gewinnen Sie nicht nur Schnelligkeit und Ausdauer, sondern auch die Fähigkeit, sich rasch zu regenerieren.

SO ERRECHNEN SIE IHRE ZIELHERZFREQUENZ

Sie sind fünfzig Jahre alt und wollen in der empfohlenen HIIT-Zone zwischen 85 und 95 Prozent Ihrer maximalen Herzfrequenz trainieren?
220–50 = 170. Das ist die maximale Herzfrequenz (MHF).
170 × 0,85 = 145. Das ist in unserem Beispiel die untere Grenze des Zielherzfrequenzbereichs.
170 × 0,95 = 162. Obere Grenze.
In den intensiven Phasen Ihres Trainings sollten Sie also mit einem Puls zwischen 145 und 162 laufen.

ERSTE WOCHE

Es geht los! An einem Tag in dieser Woche gibt es zum Kraftzirkel noch eine Laufeinheit dazu. An zwei weiteren Tagen in dieser Woche absolvieren Sie ein Intervall-Ausdauertraining. Nach jeder Tempoeinlage wird locker weitergelaufen. Wer anhalten muss oder die vier Minuten nicht durchsteht, hat sich übernommen. Bitte keinen falschen Ehrgeiz. Starten Sie entspannt und steigern Sie sich Woche für Woche.

MONTAG: 1 MAL 4, DER KICKSTART

- 10 Minuten in einem lockeren Joggingtempo oder zügigen Gehen aufwärmen – wenn möglich bergauf. Auf jeden Fall sollten Sie ins Schwitzen kommen.
- 4 Minuten laufen Sie bergauf oder im Sprint (das heißt, so schnell Sie können), sodass Sie sich am Ende des Intervalls erschöpft fühlen.
- 5 Minuten lockeres Auslaufen runden das Training für den Tag ab.

MITTWOCH: 20 MINUTEN AUSDAUER & HIIT

- 10 Minuten in einem ganz lockeren Tempo aufwärmen.
- 20 Minuten in einem etwas höheren Tempo als während der Aufwärmphase laufen. Halten Sie die gesamte Zeitdauer durch, ohne eine Pause zu machen.
- Im Anschluss fordern Sie sich mit Ihrem favorisierten HIIT-Workout – mit einem der Zirkel aus diesem Buch.

FREITAG: 2 MAL 4, EINSTEIGER-INTERVALLE

- 10 Minuten Warm-up: leichtes Joggen oder schnelles Gehen, bis erste Schweißperlen auf der Stirn zu sehen sind.
- 4 Minuten schnelles Gehen oder Laufen. Sie sollten außer Atem kommen.
- 3 Minuten Gehen oder gemütliches Joggen.
- 4 Minuten schnelles Gehen oder Laufen. Sie sollten außer Atem kommen.
- 5 Minuten Auslaufen. Glückwunsch, Sie haben das Ausdauerprogramm der ersten Woche erfolgreich absolviert.

PERFEKT AUSGELASTET

Der Ruhepuls eines Trainierten liegt bei ungefähr 60 bis 80 Schlägen. Ausdauersportler können ihn auf 40 bis 50 Schläge senken. Wenn Sie dranbleiben, wird er bei Ihnen immer niedriger werden. Ihr Herz stärkt sich.

ZWEITE WOCHE

Wieder zwei knackige Laufeinheiten und ein Tag für Ihr Muskelaufbautraining. Geben Sie Gas – aber überfordern Sie sich nicht. Die perfekte Mischung macht's.

MONTAG: 1 MAL 4, DER KICKSTART

- 10 Minuten in einem lockeren Joggingtempo oder zügigen Gehen aufwärmen – wenn möglich bergauf. Auf jeden Fall sollten Sie ins Schwitzen kommen.
- 4 Minuten laufen Sie bergauf oder im Sprint, sodass Sie sich am Ende des Intervalls erschöpft fühlen.
- 5 Minuten lockeres Auslaufen runden das Training für heute ab.

MITTWOCH: 3 MAL 4, POWER-INTERVALLE

- 10 Minuten Warm-up: leichtes Joggen oder schnelles Gehen, bis erste Schweißperlen auf der Stirn zu sehen sind.
- 4 Minuten schnelles Gehen oder Laufen. Sie sollten außer Atem kommen.
- 3 Minuten Gehpause oder gemütliches Joggen.
- 4 Minuten schnelles Gehen oder Laufen. Sie sollten wieder außer Atem kommen.
- 3 Minuten Gehpause oder gemütliches Joggen.
- 4 Minuten schnelles Gehen oder Laufen.
- 5 Minuten Auslaufen, dann haben Sie es für heute geschafft.

FREITAG: MUSKELAUFBAU

- Heute ist die allerbeste Zeit für Ihr Lieblings-HIIT-Workout. Wählen Sie einen der Zirkel und legen Sie los!

PLAUDERTEST

Machen Sie während der intensiven Vier-Minuten-Lauf-Intervalle den Plaudertest: Sie sollten nicht imstande sein, sich mit jemandem zu unterhalten. Umgekehrt sollten Sie die aktiven Pausen aber für ein ernstes Zwiegespräch mit Ihrem inneren Schweinehund nutzen können, um ihn auf die nächste Sprinteinlage vorzubereiten.

DRITTE WOCHE

Sie kennen die Anforderungen bereits – und merken vielleicht schon, wie Ihnen die Einheiten immer leichter fallen. Genießen Sie diese Woche, in der nächsten steigern Sie sich weiter.

MONTAG: 3 MAL 4, POWER-INTERVALLE

- 10 Minuten Warm-up: leichtes Joggen oder schnelles Gehen.
- 4 Minuten Laufen. Sie sollten außer Atem kommen.
- 3 Minuten Gehpause oder gemütliches Joggen.
- 4 Minuten Laufen. Sie sollten wieder außer Atem kommen.
- 3 Minuten Gehpause oder gemütliches Joggen.
- 4 Minuten Laufen.
- 5 Minuten Auslaufen und gut für heute.

MITTWOCH: MUSKELAUFBAU

- Heute ist wieder einmal die Zeit für ein knackiges HIIT-Workout. Wählen Sie einen der Zirkel und legen Sie los!

FREITAG: 1 MAL 4, DER KICKSTART

- 10 Minuten in einem lockeren Joggingtempo oder zügigen Gehen aufwärmen – wenn möglich bergauf. Auf jeden Fall sollten Sie ins Schwitzen kommen.
- 4 Minuten laufen Sie bergauf oder im Sprint, sodass Sie sich am Ende des Intervalls erschöpft fühlen.
- 5 Minuten lockeres Auslaufen.

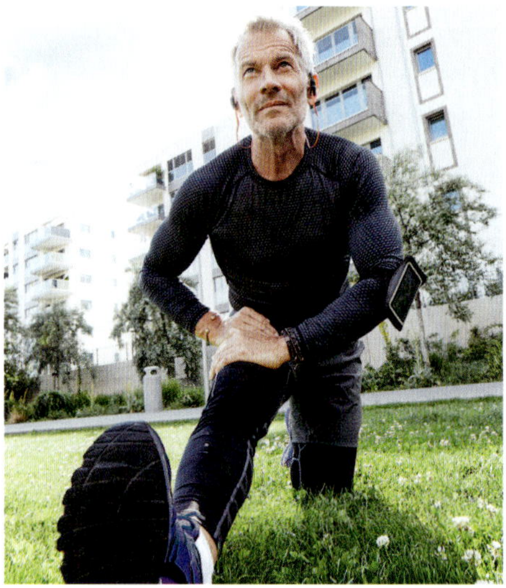

Nach dem Laufen tut den Muskeln eine kurze Dehneinheit gut.

VIERTE WOCHE

Ihre Ausdauerleistung klettert auf die nächste Stufe. In dieser Woche sieht unser Programm dreimal Lauftraining vor – und zweimal wird es dabei richtig intensiv.

MONTAG: 4 MAL 4, SUPER-POWER-INTERVALLE

- 10 Minuten Warm-up: leichtes Joggen oder schnelles Gehen.
- 4 Minuten Laufen. Sie sollten außer Atem kommen.
- 3 Minuten gemütliches Joggen.
- 4 Minuten Laufen. Sie sollten wieder außer Atem kommen.
- 3 Minuten gemütliches Joggen.
- 4 Minuten Laufen.
- 3 Minuten gemütliches Joggen.
- 4 Minuten nochmals Laufen. Geben Sie ordentlich Gas!
- 5 Minuten Auslaufen und gut für heute.

MITTWOCH: 4 MAL 4, SUPER-POWER-INTERVALLE

- Sie wiederholen die Montagssession und steigern sich weiter.

FREITAG: 1 MAL 4, DER KICKSTART

- 10 Minuten in einem lockeren Joggingtempo oder zügigen Gehen aufwärmen – wenn möglich bergauf.
- 4 Minuten laufen Sie bergauf oder im Sprint, sodass Sie sich am Ende des Intervalls erschöpft fühlen.
- 5 Minuten lockeres Auslaufen.

WENN, DANN RICHTIG!

Schalten Sie für die Vier-Minuten-Intervalle in den Alles-was-geht-Modus. Wer einen Pulsmesser besitzt, sollte gegen Ende der vier Minuten 85 bis 95 Prozent der MHF erreicht haben, siehe Seite 115. Anschließend »erholen« Sie sich im Aktivmodus und bereiten sich im lockeren Tempo auf die nächste Belastungsphase vor.

FÜNFTE WOCHE

Wieder eine fordernde Trainingswoche mit drei Sporttagen, die Ihnen zeigen soll, wie abwechslungsreich Sie Ihr Training auch künftig gestalten können. Ob mit Lauf- oder Muskelaufbaueinheiten oder auch mal ganz anderen Bewegungsformen.

MONTAG: 1 MAL 4, DER KICKSTART

- 10 Minuten in einem lockeren Joggingtempo oder zügigen Gehen aufwärmen – wenn möglich bergauf. Auf jeden Fall sollten Sie ins Schwitzen kommen.
- 4 Minuten laufen Sie bergauf oder wahlweise im Sprint (das heißt, so schnell Sie können). Sie könnten sich dabei nicht mehr unterhalten.
- 5 Minuten lockeres Auslaufen runden das Training für den Tag ab.

MITTWOCH: 20 MINUTEN AUSDAUER & HIIT

- 10 Minuten in einem lockeren Tempo aufwärmen.
- 20 Minuten in einem etwas höheren Tempo als während der Aufwärmphase laufen. Halten Sie die gesamte Zeitdauer ohne Pause durch.
- Im Anschluss fordern Sie sich mit einem der Zirkeltrainings aus diesem Buch.

FREITAG: ETWAS NEUES

- Bringen Sie Abwechslung hinein und probieren Sie etwas Neues aus! 60 Minuten Bewegung sollten es sein. Eine Runde biken mit Ihrem besten Freund, ein Tennismatch, ab ins Schwimmbad oder auf die Loipe oder, oder, oder.

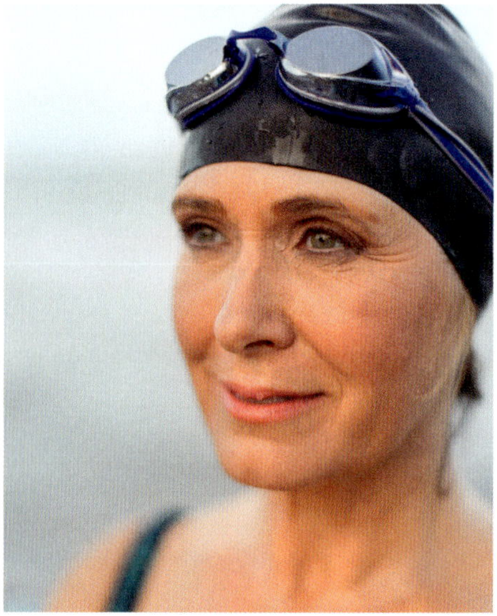

Dreimal pro Woche fordernd aktiv – es muss nicht »streng« ein Zirkel- oder Lauftraining sein.

SECHSTE WOCHE

Die abschließende Woche des Ausdauerplans – aber danach geht es natürlich erst richtig los. Denn jetzt wollen Sie sicher gar nicht mehr damit aufhören, sich drei- oder gar viermal pro Woche intensiv zu bewegen. Denn so bleiben Sie fit und jung.

MONTAG: 4 MAL 4, SUPER-POWER-INTERVALLE

- 10 Minuten Warm-up: leichtes Joggen oder schnelles Gehen.
- 4 Minuten Laufen. Sie sollten außer Atem kommen.
- 3 Minuten gemütliches Joggen.
- 4 Minuten Laufen. Sie sollten wieder außer Atem kommen.
- 3 Minuten gemütliches Joggen.
- 4 Minuten Laufen.
- 3 Minuten gemütliches Joggen.
- 4 Minuten nochmals Laufen. Geben Sie ordentlich Gas!
- 5 Minuten ruhig Auslaufen und … unter die Dusche.

MITTWOCH: 20 MINUTEN AUSDAUER & HIIT

- 10 Minuten in einem lockeren Tempo aufwärmen.
- 20 Minuten in einem etwas höheren Tempo als während der Aufwärmphase laufen.
- Jetzt noch eines der Zirkeltrainings aus diesem Buch für den Muskelaufbau.

DONNERSTAG: 4 MAL 4, SUPER-POWER-INTERVALLE

- Sie wiederholen die Montagssession und steigern sich wenn möglich weiter.

FREITAG: 20 MINUTEN AUSDAUER & HIIT

- Sie wiederholen das Training vom Mittwoch, vielleicht mit einem anderen Zirkel-Muskeltraining.

WIE GEHT'S WEITER?

Kombinieren Sie ab jetzt all die Möglichkeiten, die Sie in diesem Buch kennengelernt haben. Ob Muskeltraining oder Laufsport – dreimal pro Woche sollten Sie sich (in Intervallen) so richtig fordern. Das beste Anti-Age-Programm!

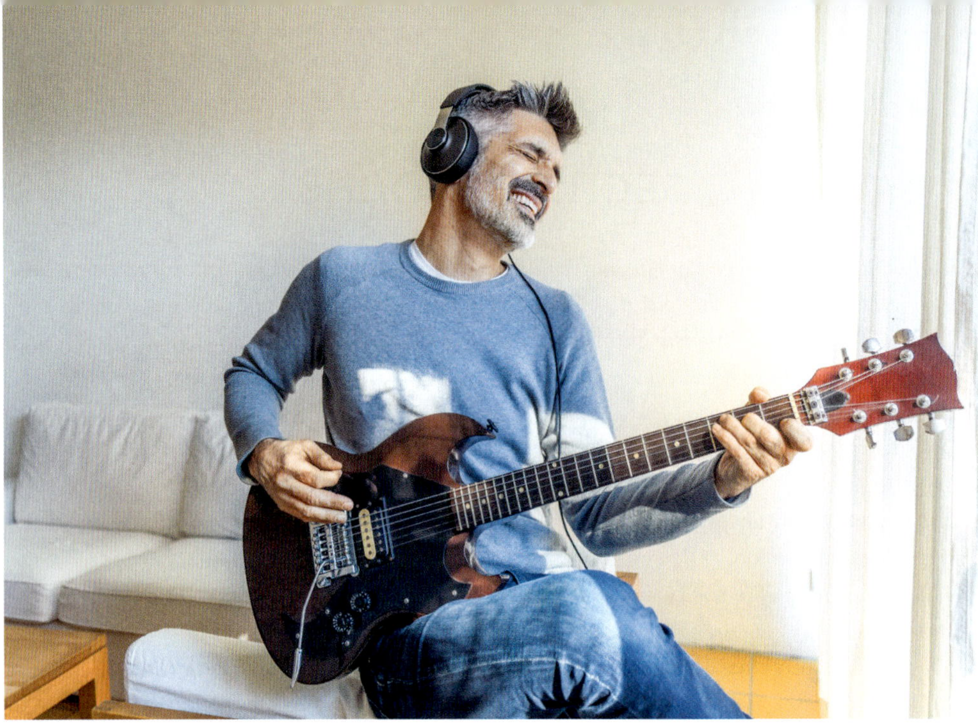

BLEIBEN SIE DAUERHAFT JÜNGER UND FITTER

Erstklassig – Sie haben sich selbst bewiesen, dass Sie Ihr Leben ändern können. Ihre Prioritäten haben sich gewandelt. Ihr Organismus hat sich umgestellt und an die regelmäßige Bewegung gewöhnt. Und wahrscheinlich fühlen Sie sich einfach gut und auch stolz.
Nehmen Sie Ihr neues Bewegungsgefühl in Ihren nächsten Lebensabschnitt mit! Setzen Sie Ihr Training unbeirrt fort und gehen Sie dabei Ihren eigenen Weg. Behalten Sie bei, was Ihnen guttut, und vor allem: Bleiben Sie konsequent!
Diese Disziplin können Sie übrigens auch auf andere Bereiche Ihres Lebens übertragen. Erinnern Sie sich immer, wenn Sie sich etwas fest vornehmen, an Ihr Durchhaltevermögen in den vergangenen Trainingswochen. Setzen Sie sich neue Ziele, die Sie nicht aus den Au-

gen verlieren. Sie sind als eine Art Masterplan motivierend und geben der Gegenwart Sinn, bei allem, was Sie tun.

START FREI FÜR IHR AKTIVES LEBEN!

Nehmen Sie sich zum Abschluss doch einmal fünf Minuten Zeit. Stellen Sie sich vor, was Sie in einem Monat, in einem Jahr, in fünf oder zehn Jahren erreicht haben wollen. Lassen Sie die Ideen fließen. Entwickeln Sie für jedes Ziel einen Zeitplan und legen Sie die ersten drei Schritte fest. Etwa:

- Sie erhöhen Ihren Trainingsumfang.
- Sie melden sich bei einem Wettkampf an.
- Sie schaffen sich ein Repertoire an gesunden Rezepten, die Ihnen schmecken und gut gelingen.

Lassen Sie sich das, was Sie in den letzten Monaten gewonnen haben, nicht wieder nehmen! Bleiben Sie Ihrer neuen Linie treu. Setzen Sie sich persönliche Grenzen, bei denen Ihre Alarmglocken läuten – etwa wenn Sie ein wöchentliches Bewegungsminimum zu unterschreiten drohen.

Tatsächlich kann Ihnen auch das beste Programm immer nur eine Orientierungshilfe sein. Suchen Sie sich die Übungen und Tipps aus, die am besten zu Ihren Bedürfnissen passen. Die Hauptsache ist, Sie bleiben aktiv. Und stolz macht es schließlich auch, wenn Sie immer besser in Form kommen. Es stärkt das Selbstbewusstsein und stimmt zuversichtlich. Schauen Sie stets auf das, was Sie bereits geschafft haben, und gestalten Sie mit kleinen, aber stetigen Schritten das Leben, wie Sie es für sich wünschen.

SIE ENTSCHEIDEN

Wie es konkret mit Ihrem Training und dem Anti-Aging weitergeht, hängt allein von Ihnen ab. Sie haben unzählige Möglichkeiten.

- Vielleicht sind Sie mit Ihren Erfolgen zufrieden, möchten sie aber weiter festigen? Dann wiederholen Sie das HIIT-Programm auf dem nächsthöheren Level. Der Vorteil: Die Übungen sind bekannt und Sie können sich auf die Intensitätssteigerung konzentrieren.
- Oder Sie sind auf den Geschmack gekommen, möchten weiter an Ihrer sportlichen Leistungsfähigkeit feilen und von den zahlreichen beschriebenen positiven Effekten profitieren? Gönnen Sie sich dann zunächst maximal eine Woche Pause, um sich derweil einen neuen Sechs-Monate-Plan zu überlegen: Kombinieren Sie Kraft- und Laufeinheiten ganz so, wie es für Sie passt. Steigern Sie sich erneut anhand der Level und der Übungsvarianten.
- Oder Sie nehmen sich einfach unumstößlich vor, weiter dreimal pro Woche zu trainieren, und wählen dafür jedes Mal spontan eine der Möglichkeiten aus dem Buch aus. Viel Freude dabei und gute Erfolge!

BÜCHER, DIE WEITERHELFEN

Blech, Jörg
Bewegung
S. Fischer Verlag

Froböse, Ingo
Die Beauty-Fitness-Formel
ZS Verlag

Despeghel, Michael
So senken Sie Ihr biologisches Alter
Riva Verlag

Urmersbach, Aylin
Älter werden wir später
ZS Verlag

Bücher aus dem GRÄFE UND UNZER VERLAG

Froböse, Ingo; Riedl, Matthias; Pantel, Johannes; Cavelius, Anna
Fit im Alter

Kleine-Gunk, Bernd
15 Jahre länger leben

Ruge, Nina; Duscher, Dominik
Altern wird heilbar

ADRESSEN, DIE WEITERHELFEN

www.womenshealth.de

www.menshealth.de

www.tabatatimer.com

www.ntnu.edu
Norwegian University of Science and Technology (Technisch-Naturwissenschaftliche Universität Norwegens)

SACHREGISTER

ÜBUNGSREGISTER

Bildnachweis
Fotoproduktion und Cover: Johannes Rodach
Styling: Susa Lichtenstein, www. susa-lichtenstein.de
Haare & Make-up: Monika Bergler, www.monika-bergler.de
Sportliche Beratung: Nina Winkler

Ein großes Dankeschön für die Unterstützung der Fotoproduktion mit Matten an: ww.hejhej-mats.com, www.lotuscrafts.eu und www.siya.yoga
Illustrationen: Dr. Guido Hegasy / Kombinatrotweiss
Weitere Fotos: Adobe Stock: Seite 8; Getty Images: Seite 17,18, 21, 33, 37, 114, 118, 120, 122, U3 Außenklappe hinten, U4 links; iStockphoto: Seite 26; privat: Seite 4; Stocksy: Seite 112; Seasons.agency: Innenklappe vorn links; Plainpicture: Innenklappe vorn rechts
Syndication: www.imageprofessionals.com

IMPRESSUM

G|U

GU ist eine eingetragene Marke der GRÄFE UND UNZER VERLAG GmbH, www.gu.de

ISBN 978-3-8338-7551-9
7. Auflage 2025

Projektleitung: Stella Schossow
Lektorat: Diane Zilliges
Bildredaktion: Simone Hoffmann
Umschlaggestaltung und Layout: independent Medien-Design, Horst Moser, München
Herstellung: Petra Roth
Satz: Christopher Hammond
Reproduktion: Medienprinzen GmbH, München
Druck und Bindung: Firmengruppe APPL, aprinta druck, Wemding
Printed in Germany

Umwelthinweis:
Nachhaltigkeit ist uns sehr wichtig. Der Rohstoff Papier ist in der Buchproduktion hierfür von entscheidender Bedeutung. Daher ist dieses Buch auf PEFC-zertifiziertem Papier gedruckt. PEFC garantiert, dass ökologische, soziale und ökonomische Aspekte in der Verarbeitungskette unabhängig überwacht werden und lückenlos nachvollziehbar sind.

Die GU-Homepage finden Sie unter www.gu.de

Wichtiger Hinweis
Die Gedanken, Methoden und Anregungen in diesem Buch stellen die Expertise, Meinung bzw. Erfahrung des Verfassers dar. Sie wurden vom Autor nach bestem Wissen erstellt und mit größtmöglicher Sorgfalt geprüft. Sie bieten jedoch keinen Ersatz für persönlichen kompetenten medizinischen Rat. Jede Leserin, jeder Leser ist für das eigene Tun und Lassen auch weiterhin selbst verantwortlich. Weder Autor noch Verlag können für eventuelle Nachteile oder Schäden, die aus den im Buch gegebenen praktischen Hinweisen resultieren, eine Haftung übernehmen.

QUALITÄTS G|U GARANTIE

LIEBE LESERINNEN UND LESER,

wir wollen Ihnen mit diesem Buch Informationen und Anregungen geben, um Ihnen das Leben zu erleichtern oder Sie zu inspirieren, Neues auszuprobieren. Wir achten bei der Erstellung unserer Bücher auf Aktualität und stellen höchste Ansprüche an Inhalt und Gestaltung. Alle Anleitungen und Rezepte werden von unseren Autoren, jeweils Experten auf ihren Gebieten, gewissenhaft erstellt und von unseren Redakteur*innen mit größter Sorgfalt ausgewählt und geprüft.

Haben wir Ihre Erwartungen erfüllt? Sind Sie mit diesem Buch und seinen Inhalten zufrieden? Wir freuen uns auf Ihre Rückmeldung. Und wir freuen uns, wenn Sie diesen Titel weiterempfehlen, in Ihrem Freundeskreis oder bei Ihrem Online-Kauf.

Sollten wir Ihre Erwartungen so gar nicht erfüllt haben, tauschen wir Ihnen Ihr Buch jederzeit gegen ein gleichwertiges zum gleichen oder ähnlichen Thema um.

KONTAKT ZUM LESERSERVICE

GRÄFE UND UNZER VERLAG
Grillparzerstraße 12
81675 München
www.gu.de

MEHR ENERGIE, MEHR WOHLBEFINDEN!

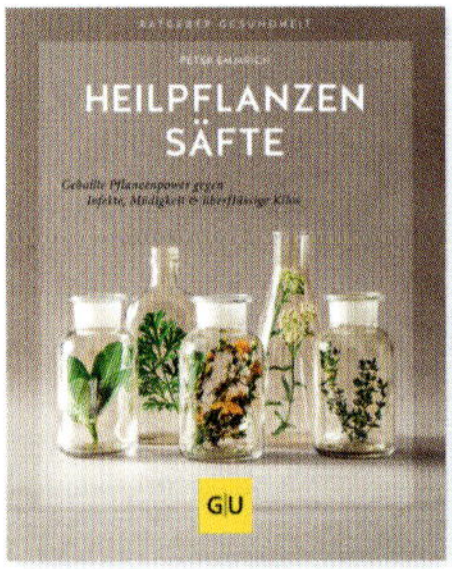

ISBN 978-3-8338-7341-6

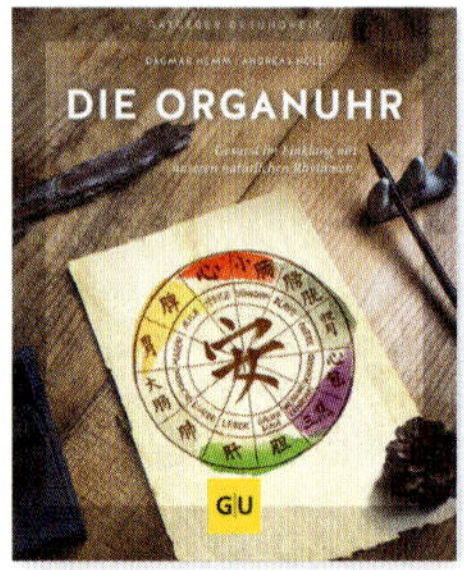

ISBN 978-3-8338-6652-4

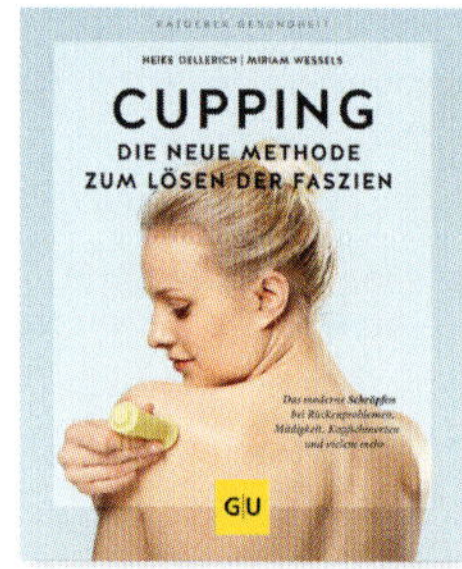

ISBN 978-3-8338-6611-1

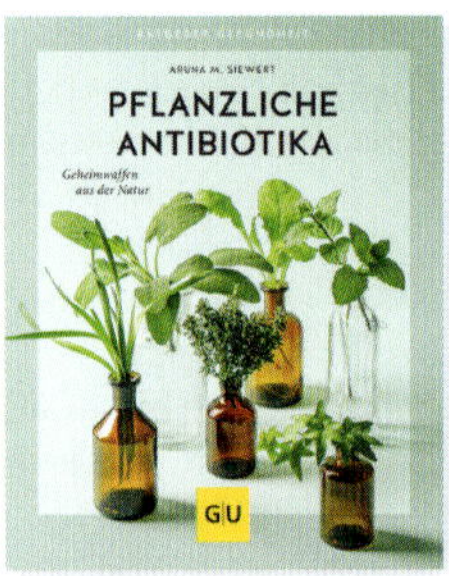

ISBN 978-3-8338-7593-9

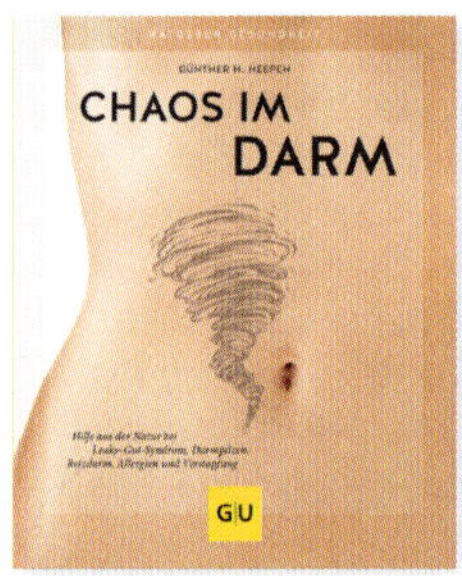

ISBN 978-3-8338-7620-2

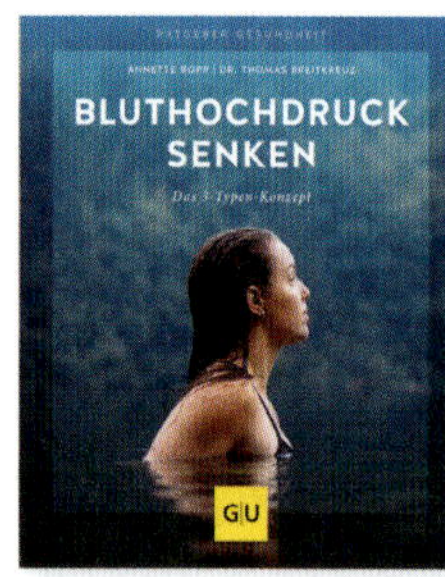

ISBN 978-3-8338-6656-2

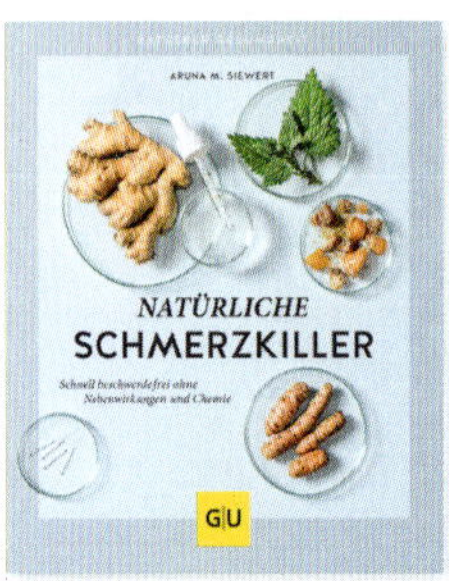

ISBN 978-3-8338-7312-6

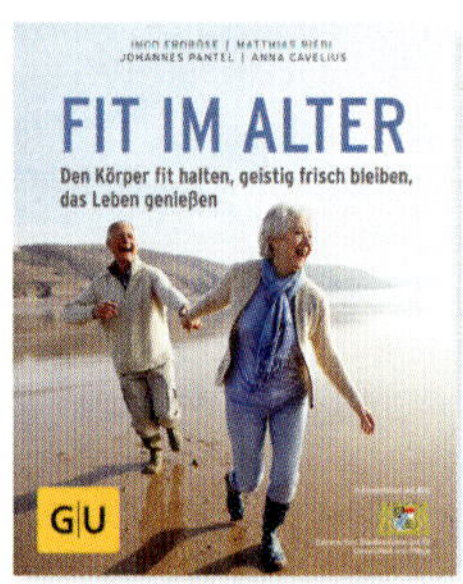

ISBN 978-3-8338-6330-1

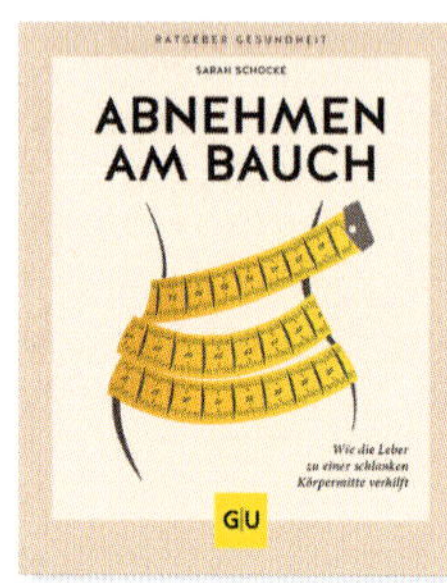

ISBN 978-3-8338-7622-6

Alle hier vorgestellten Bücher sind auch als eBook erhältlich.

G|U

Mehr von GU auf **www.gu.de** und **facebook.com/gu.verlag**